U0647203

编委会

主　编

刘海雷
南京医科大学第一附属医院

刘　强
浙江大学医学院附属邵逸夫医院

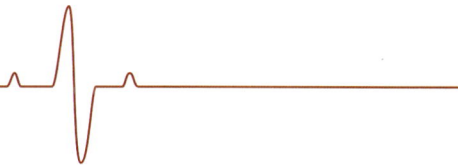

主　审

王勋章
美国 Cedars-Sinai 医疗中心

陈明龙
南京医科大学第一附属医院

蒋晨阳
浙江大学医学院附属邵逸夫医院

房室结的电生理特征及相关心律失常疾病

主编

刘海雷　刘　强

主审

王勋章　陈明龙　蒋晨阳

ZHEJIANG UNIVERSITY PRESS
浙江大学出版社
·杭州·

图书在版编目（CIP）数据

房室结的电生理特征及相关心律失常疾病 / 刘海雷，
刘强主编. -- 杭州 ：浙江大学出版社，2025. 5.
ISBN 978-7-308-26190-6

Ⅰ. R541.7

中国国家版本馆 CIP 数据核字第 20254SW406 号

房室结的电生理特征及相关心律失常疾病

刘海雷　刘　强　主编

责任编辑	张凌静
责任校对	殷晓彤
封面设计	周　灵
出版发行	浙江大学出版社
	（杭州市天目山路 148 号　邮政编码 310007）
	（网址：http://www.zjupress.com）
排　　版	杭州林智广告有限公司
印　　刷	杭州高腾印务有限公司
开　　本	889mm×1194mm　1/32
印　　张	5.625
字　　数	100千
版 印 次	2025年5月第1版　2025年5月第1次印刷
书　　号	ISBN 978-7-308-26190-6
定　　价	128.00元

序 FOREWORD

在心血管电生理学领域，房室结犹如一座桥梁，连接着心房与心室的生物电传导，其因独特的电生理特性和关键的功能定位，成为心律失常诊断与治疗的核心。然而，传统的医学专业书籍内容常以大量文字为主，虽阐述详尽，却难以快速、直观地传递知识。《房室结的电生理特征及相关心律失常疾病》则将深奥的学术理论与精美的图片相结合，以一种全新的方式呈现，为广大心血管医师带来了一个惊喜。

这本小巧的口袋书，以清晰、生动的插图为主体，语言凝练而内涵深远。书中图文并茂的设计，不仅提升了阅读的趣味性，而且增强了知识的易理解性和记忆的深刻性。无论是房室结的结构解剖，还是复杂的房室结电生理现象，都通过真实病例直观呈现，让读者仿佛亲临临床操作现场。这种直观而生动的呈现方式，对于初学者和忙碌的一线医师来说，无疑为他们的阅读学习提供了极大的便利。

该书内容可分为五大部分，从房室结的电生理特征解析，到常见及特殊类型心律失常的诊断与治疗，再到慢径消融的具体技术与应对策略，结构层次分明，逻辑严谨。这种由浅入深、循序渐进的编排方式，可以帮助读者从理论认知逐步过渡到临床实践，将抽象的科学知识转化为可操作的技能。

更为难得的是，该书既体现了学术的前沿性，又注重临床的实用性。王勋章教授等国内外专家团队多年来在房室结相关心律失常领域积累了大量原始数据和丰富的临床经验，书中所呈现的理论和技术皆建立在深厚且扎实的研究基础之上，不仅对解决实际诊疗问题具有重要的指导意义，而且为相关研究提供了宝贵的参考价值。

　　对于心血管内科和心电生理专业的医师来说，该书不仅仅是一部方便携带的工具书，更是提升专业技能的可靠参考书。无论是在诊疗间隙翻阅查证，还是深夜在灯下研习，该书都将以其美观而实用的特质，为他们的工作与学习带来启发、提供支持。

　　愿这本口袋书能化作一座连接理论与实践的桥梁，推动学术研究与临床应用的融合，成为忙碌的医师不可或缺的便捷工具书，进而为广大患者带来福祉。

马长生

前言 PREFACE

　　1969 年，本杰明·谢拉格（Benjamin Scherlag）教授首次在人类心脏中记录到 His 束电位，开了心内电生理记录技术的先河。1981 年，宋瑞珍（Ruey J. Sung）教授发现了房室结慢径逆传出口位于后间隔，为房室结折返性心动过速慢径消融提供了关键的理论支持。20 世纪 90 年代初，沃伦·杰克曼（Warren Jackman）教授团队首先报道了慢径消融技术，开创了房室结折返性心动过速介入治疗的新纪元。

　　在临床电生理实践中，房室结折返性心动过速是最常见的一类心律失常。尽管大多数诊断和消融比较容易，但因难以窥探心脏内部电活动，一些心电现象往往难以理解，所以也不乏误诊和消融困难的情况。40 多年来，王勋章教授从积累的大量临床病例入手，反复尝试描绘房室结折返性心动过速的示意图，以揭开这一复杂电生理现象的神秘面纱。我们有幸能够追随王勋章教授，通过近几年的工作，以最接近房室结折返本质、

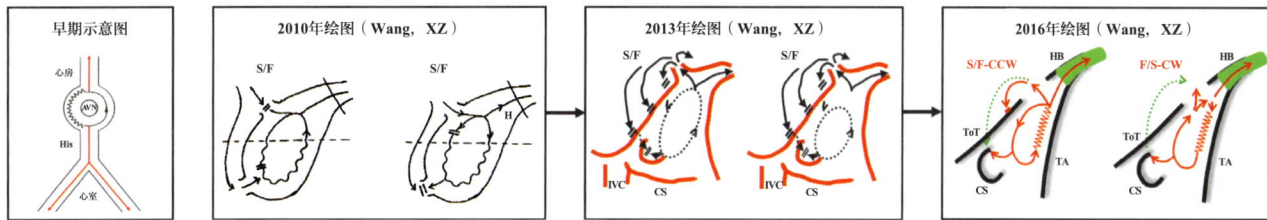

注：His，His 束；IVC，下腔静脉；CS，冠状窦口；ToT，Todaro 腱；TA，三尖瓣环；HB，His 束；F/S-CW，顺时针心房扑动；S/F-CCW，逆时针心房扑动。

合理解释目前观察到的所有心电现象的一组示意图，将这类心律失常及其相关问题展示给广大的心电生理工作者。本书的编写正是源于这样一份愿景：如果本书能够帮助从事心律失常治疗的临床医生更好地理解房室结相关电生理现象，提高大家的心电生理理论和实践水平，我们将深感欣慰。

本书的编写得到了多位专家的宝贵指导与大力支持，在此向他们表达诚挚的感谢。同时，也衷心感谢所有参与本书编写的同仁，他们以扎实的临床经验和深厚的学术积累为本书的内容完善贡献了智慧与力量。此外，特别感谢马长生教授为本书撰写序言。

最后，我们再次向所有支持和帮助本书编撰出版的专家、同仁及家人朋友表示衷心的感谢！

致谢 ACKNOWLEDGEMENTS

在本书的撰写过程中，我们得到了众多专家的宝贵建议与指导。正是这些智慧的结晶，拓展了本书的深度与广度。在此，我们向所有支持本书编撰的专家由衷地表示感谢！特别是：

王祖禄（中国人民解放军北部战区总医院）
沈尤美（南京医科大学第一附属医院）

此外，特别感谢为本书贡献精彩病例的专家，正是他们的无私分享，使本书的内容更加贴近临床实践，更具指导意义。特别鸣谢以下专家：

何智余（兰州大学第一医院）
陈红武（南京医科大学第一附属医院）
魏　薇（广东省人民医院）
刘　洋（广东省人民医院）

刘海雷　刘　强

目录 CONTENTS

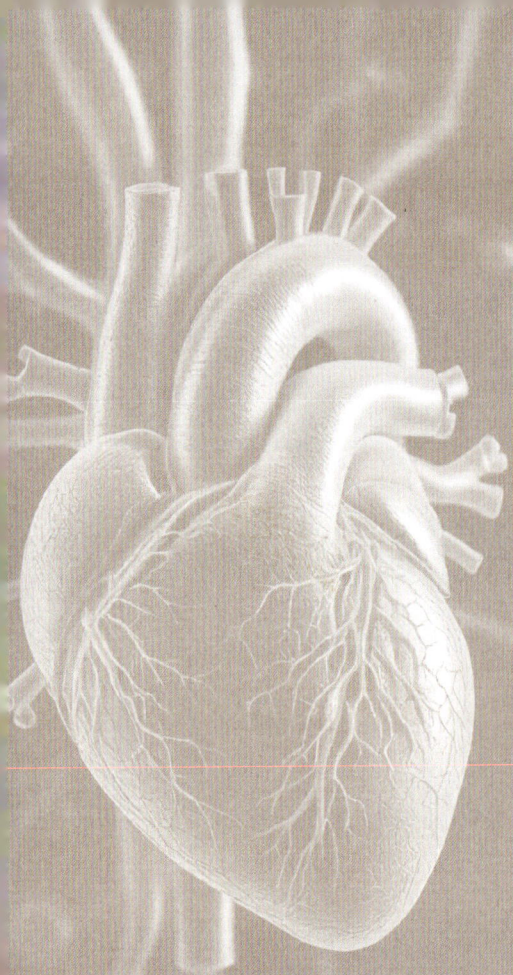

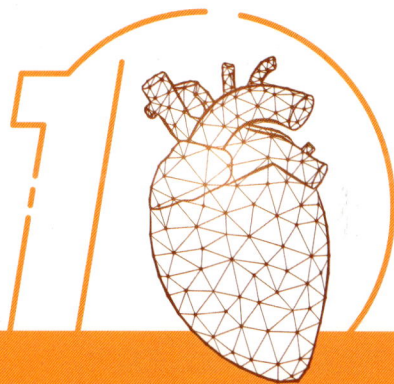

房室结的前传及逆传特征

Koch 三角的解剖

- Todaro 腱（ToT）、冠状窦（CS）口、三尖瓣环共同组成 Koch 三角，顶端为 His 束（房室束）。
- ToT 为结缔组织，心房激动进入 Koch 三角内需经由前间隔或后间隔 CS 口。

房室结的解剖

- 房室结位于 Koch 三角内。
- 房室结大小约为 3mm × 5mm，厚度为 1~2mm。

Koch 三角横断面解剖

- 中/中间隔切面（右图切面 1）：右房为薄层心肌覆盖于间隔心室肌，左侧前间隔为主动脉瓣，中间隔为结缔组织。
- 后间隔切面（右图切面 2）：心房肌由右房间隔延伸至左房间隔，覆盖于间隔心室肌。
- CS 口部切面（右图切面 3）：该处为呈漏斗状、宽而薄的心房肌覆盖于心室肌表面。
- CS 近端切面（右图切面 4）：CS 顶部与左房后间隔内膜面相近。

Koch三角及房室结的解剖

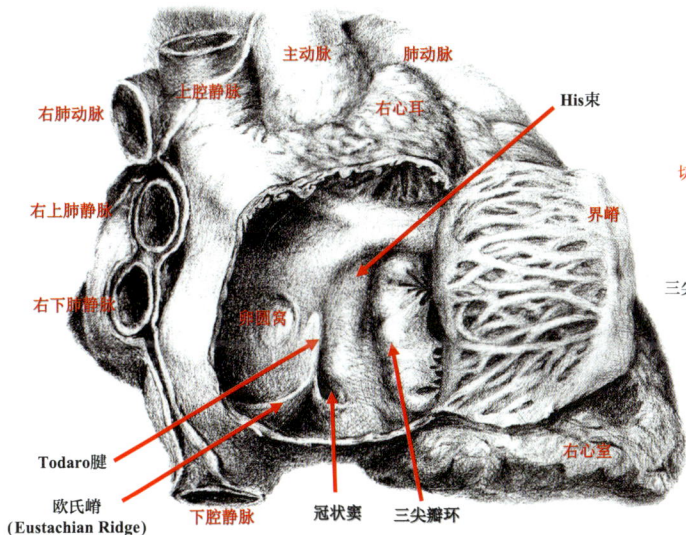

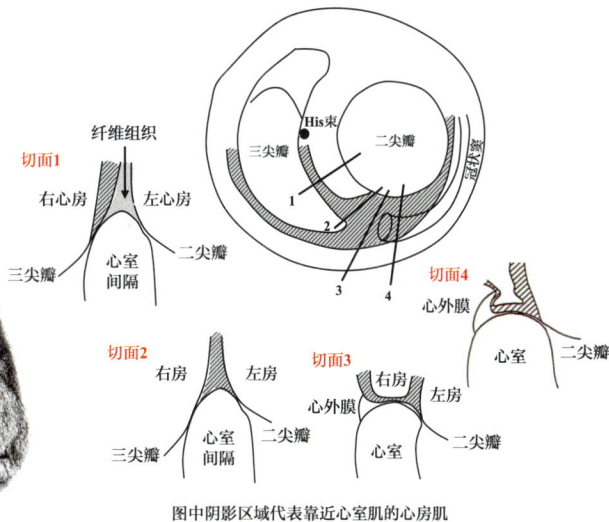

左图标注：
右肺动脉
上腔静脉
主动脉
肺动脉
右心耳
His束
右上肺静脉
界嵴
右下肺静脉
卵圆窝
His束
Todaro腱
欧氏嵴（Eustachian Ridge）
下腔静脉
冠状窦
三尖瓣环
右心室

右图标注：

切面1
纤维组织
右心房　左心房
三尖瓣　二尖瓣
心室间隔

三尖瓣　二尖瓣
His束
冠状窦
1　2　3　4

切面2
右房　左房
三尖瓣　心室间隔　二尖瓣

切面3
心外膜　右房　左房
心室　二尖瓣

切面4
心外膜
心室　二尖瓣

图中阴影区域代表靠近心室肌的心房肌

窦律下Koch三角激动（高密度标测，10ms等时图）

- 窦性心律下Koch三角内激动由上向下，由外向内。
- 最晚位于右后间隔近三尖瓣环（左图[①]1~6 中白球所示）。

慢径区电位

- 右后间隔可在窦性心律下标测到较延迟的心房电位（A_{SP}，红箭头）及较大的心室电位（V）（右图）。
- A_{SP} 代表Koch三角内延迟的心房电位，被认为是"慢径电位"及房室结折返性心动过速（AVNRT）消融靶点。

---

① 本书图文以"文左（偶数页）图右（奇数页）"的形式配置，如无特别说明，默认偶数页正文中所提及的图在右侧奇数页中展示，后文不再赘述。

窦律下Koch三角激动（10ms等时图）

"慢径区电位"

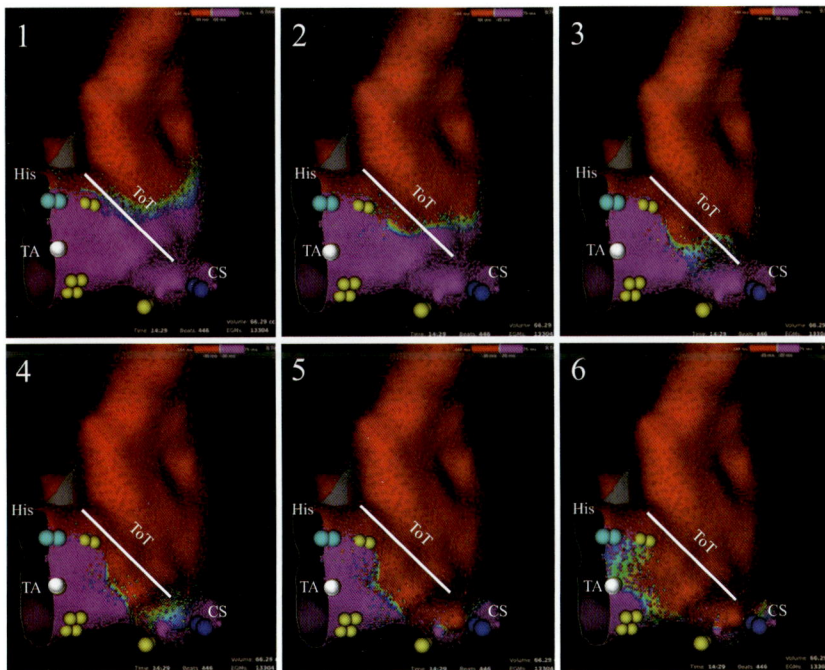

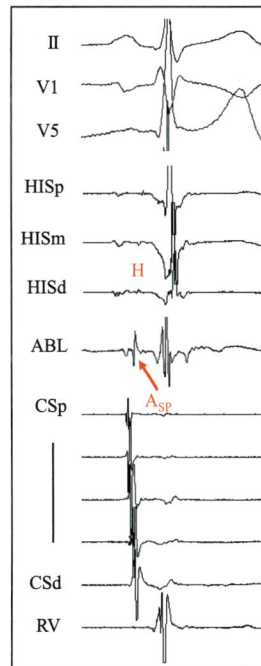

HISp，His束近端；HISm，His束中段；HISd, His束远端；His，His束（希氏束）；TA，三尖瓣环；ToT，Todaro腱；CS，冠状窦；CSp，冠状窦近端；CSd，冠状窦远端；RV，右心室。

房室结的前传

- 房室结的前传时间取决于 Koch 三角内激动传入结性组织的位置及时间。
- 上端：快径，AH 间期短。
- 中部：AH 间期稍延长。
- 下端：慢径，AH 间期明显延长。

AH 间期与快慢径前传

- 跳跃标准：心房 S1S2 刺激，S2 每 10ms 递减，AH 间期突然延长（>50ms）。
- 慢－快型 AVNRT 也可在 AH 间期逐渐延长但未出现跳跃时诱发。
- 窦性心律下 AH 间期 >200ms 时，应考虑快径区前传受限，行慢径消融时房室传导阻滞的风险增加。
- 据文献报道，AVNRT 快径成功消融后 AH 间期为（170 ± 39）ms。

参考文献：Calkins H, Sousa J, el-Atassi R, et al. Diagnosis and cure of the Wolff-Parkinson-White syndrome or paroxysmal supraventricular tachycardias during a single electrophysiologic test [J]. N Engl J Med, 1991, 324(23):1612-1618.

房室结的前传

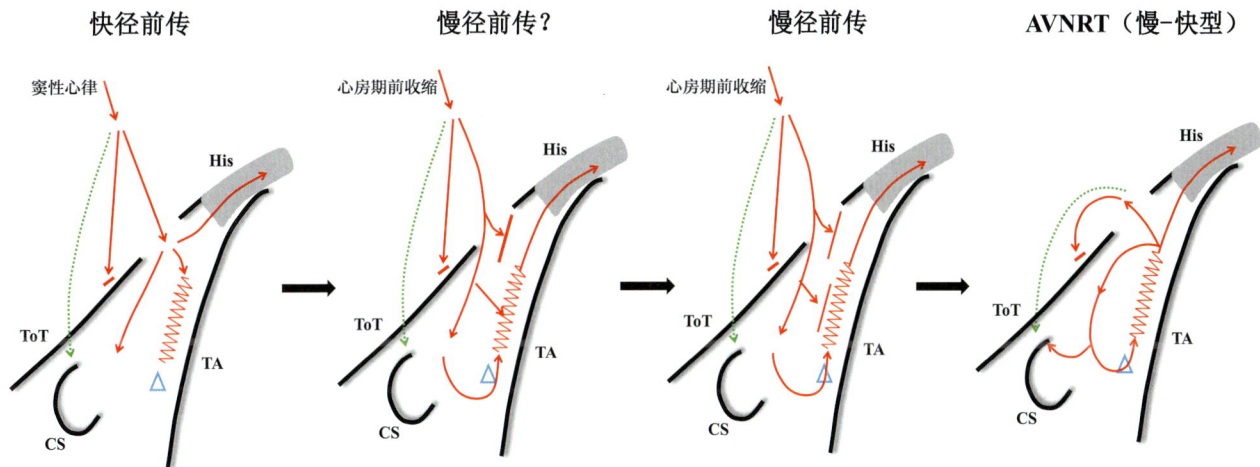

| 快径前传 | 慢径前传？ | 慢径前传 | AVNRT（慢-快型） |

窦性心律

心房期前收缩

心房期前收缩

His

ToT

CS

TA

△

CS，冠状窦；His，His 束；TA，三尖瓣环；ToT，Todaro 腱；△，慢径电位。

房室结的逆传

- 快径逆传：心室刺激时，HA间期短，最早心房激动位于前间隔（左图）。
- 慢径逆传：当快径阻滞时，HA间期延长，最早心房激动位于CS口/后间隔。
- 逆传慢径可存在明显不同的两种HA间期（中图及右图），可能参与不同类型的AVNRT，详见第2章。

房室结的逆传

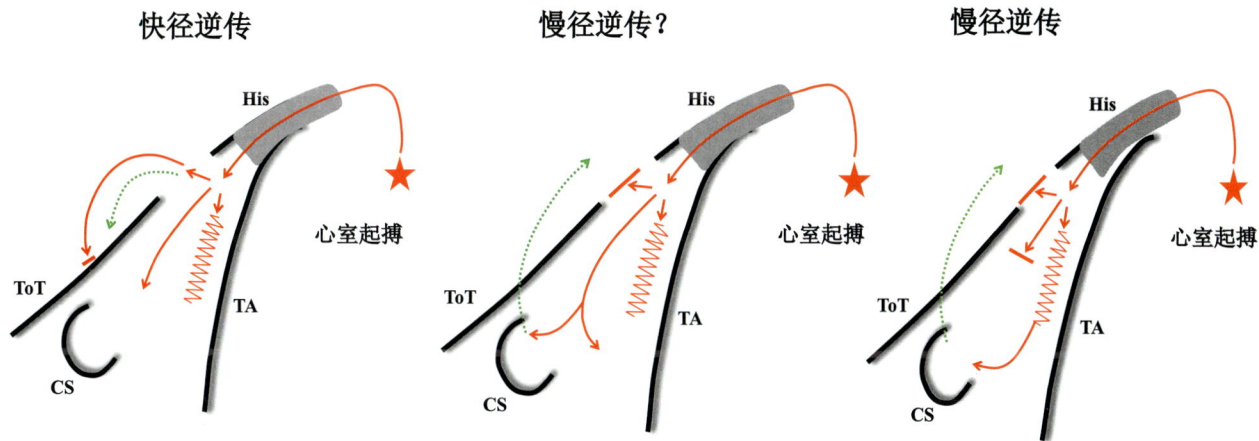

快径逆传 慢径逆传？ 慢径逆传

His His His

心室起搏 心室起搏 心室起搏

ToT TA TA ToT TA
CS CS CS

CS，冠状窦；His，His 束；TA，三尖瓣环；ToT，Todaro 腱。

心室 S1S1 刺激房室结快径逆传

- 慢−快型 AVNRT 患者在心室 S1S1 刺激时，房室结快径逆传通常不存在明显递减现象。
- 该例患者心室 S1S1 300ms 起搏时，SA 间期为 110ms（左图）。
- 同一患者，心室 S1S1 280ms 起搏时，室房 2∶1 传导（相当于 560ms 心室 S1S1 刺激），SA 间期为 90ms（右图）。
- 25%~30% 慢−快型 AVNRT 患者在心室 S1S1 刺激时可存在间歇性慢径逆传。

房室结的电生理特征及相关心律失常疾病

心室 S1S1 刺激时房室结快径逆传

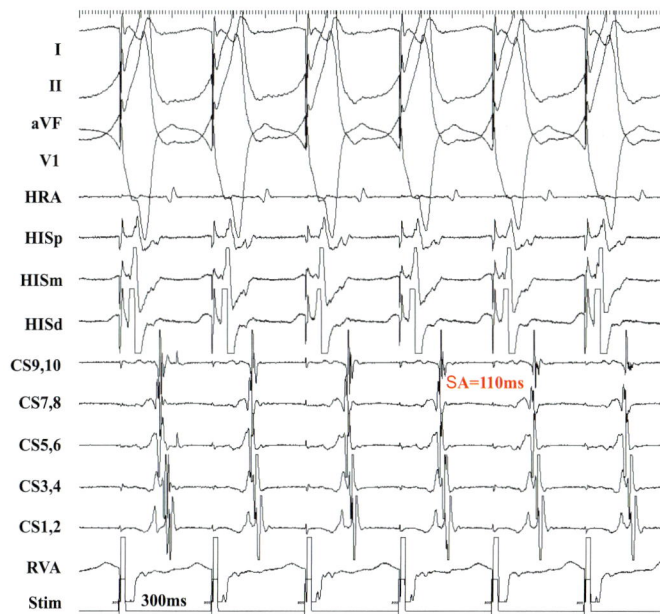

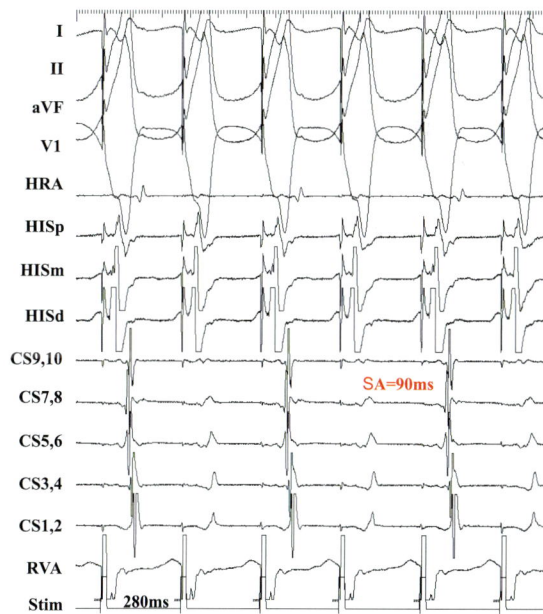

aVF，心电图导联之一；HISp, His 束近端；HISm, His 束中段；HISd, His 束远端；CS, 冠状窦；HRA, 高位右房；RVA, 右心室心尖；Stim, 刺激通道。

心室 S1S2 刺激房室结快径逆传

○ 同一患者，如图所示，心室 S1S2 刺激时，S2 刺激 VA 间期延长，VH 间期延长，HA 间期固定，且仍为前间隔 A 波领先（快径逆传）。

○ 关于 VH 延长的原因，部分学者认为是心肌至希浦系统传导延缓或束支逆传阻滞。

○ 多数非典型 AVNRT 患者（慢–慢，快–慢）可见心室 S1S2 刺激时由快径转至慢径传导，或者在心室 S1S1 刺激时出现持续的慢径逆传，详见第 2 章。

心室 S1S2 刺激时房室结快径逆传

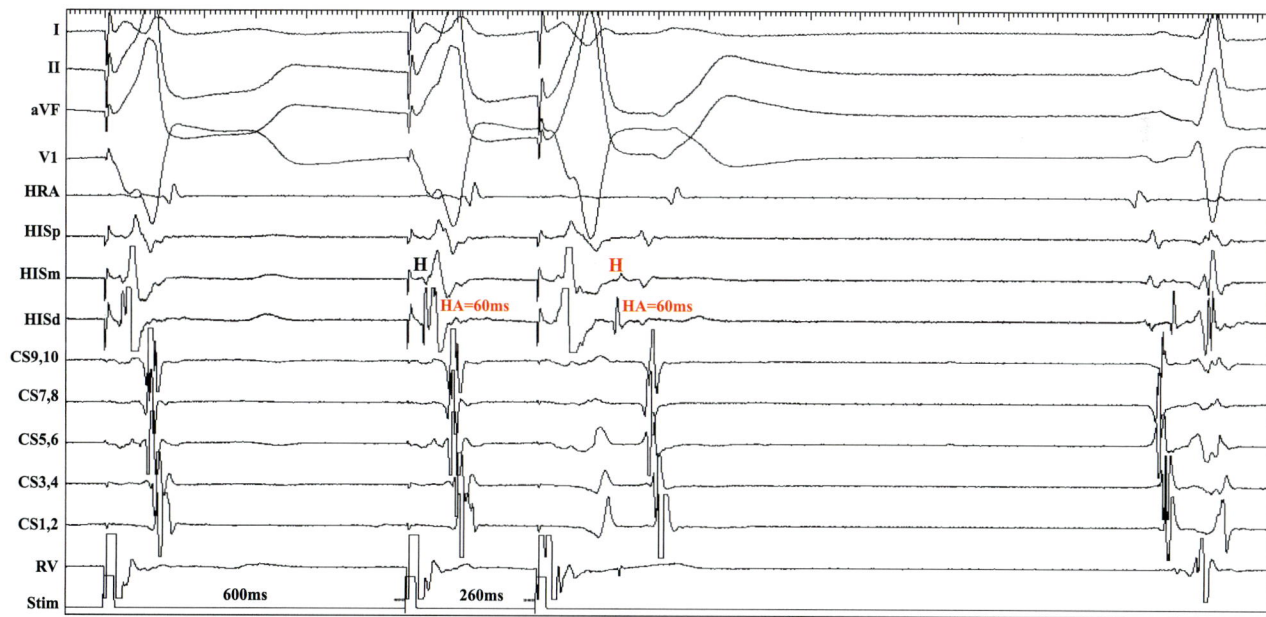

aVF，心电图导联之一；CS，冠状窦；HRA，高位右房；HISp，His 束近端；HISm，His 束中段；HISd，His 束远端；RV，右心室；Stim，刺激通道。

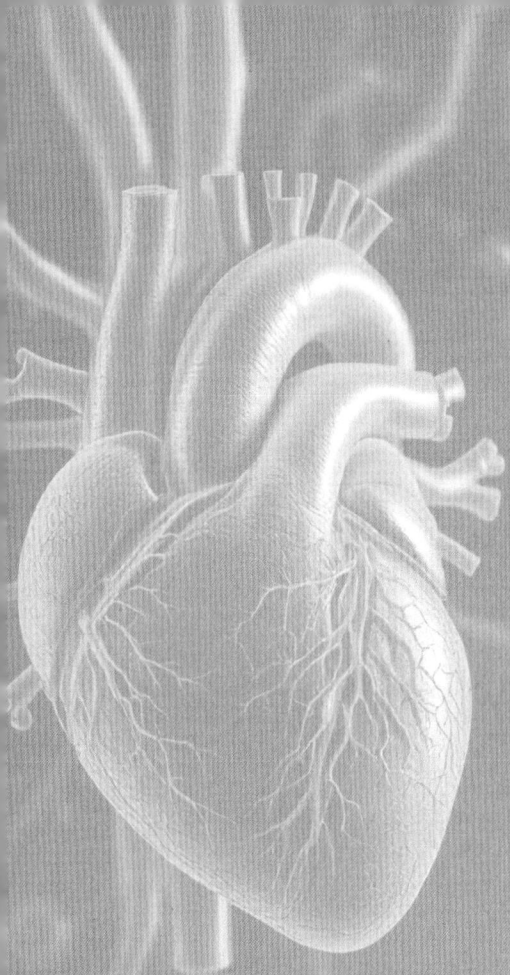

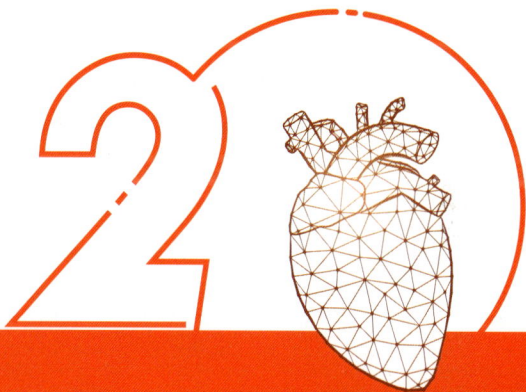

AVNRT 的折返环及分类

AVNRT 的折返环路及参与成分

- AVNRT 的分类：慢－快型、快－慢型和慢－慢型。
- AVNRT 发作时，并不需要心房参与（红色箭头处 A 波脱漏）。
- 提示：AVNRT 的折返环路应当处于心房内的电学保护区域。
- 多数 AVNRT 在冠状窦口前上方（慢径区域）局部消融即能获得成功。
- 提示：AVNRT 的折返环位于 Koch 三角提供的电学保护区域内。

AVNRT 的折返环路

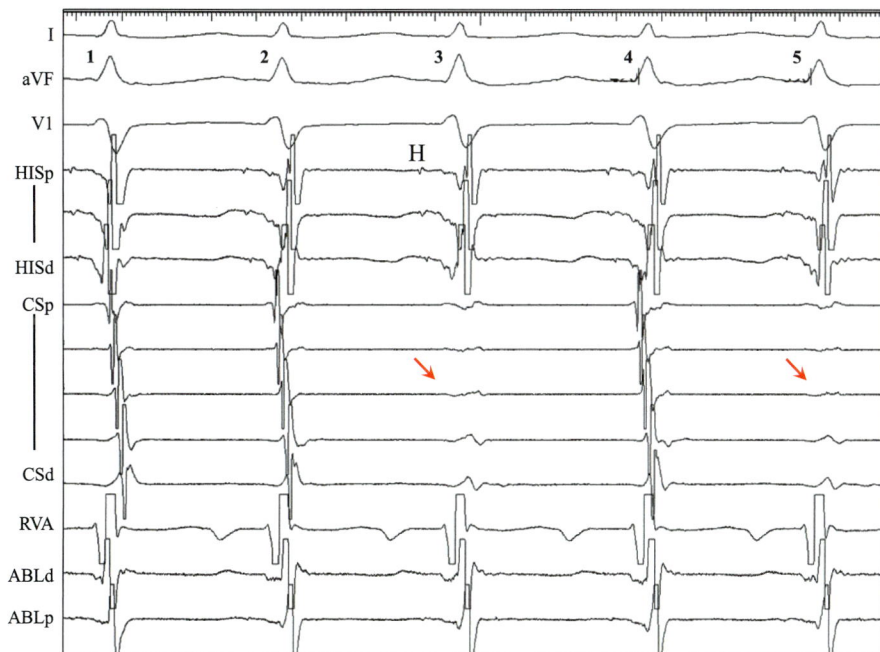

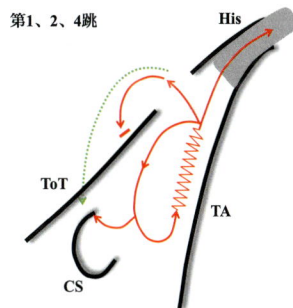

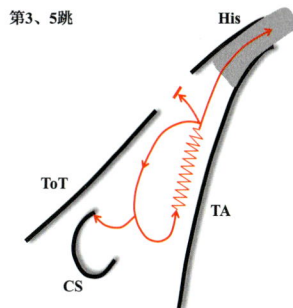

aVF，心电图导联之一；ABLd，消融导管远端；ABLp，消融导管近端；CS，冠状窦；CSp，冠状窦近端；CSd，冠状窦远端；RVA，右心室心尖；HISp，His 束近端；HISd，His 束远端；ToT，Todaro 腱。

慢－快型与快－慢型AVNRT的折返环路

○ 慢－快型AVNRT最常见，表现为慢径前传、快径逆传（逆时针方向折返环，右上图），前间隔为心房出口，AH间期长，而HA间期短，前间隔A波最早（左图）。

○ 快－慢型AVNRT表现为快径前传、慢径逆传（顺时针方向折返环，右下图），后间隔为心房出口，AH间期短，而HA间期长，后间隔A波最早（中图）。

慢－快型与快－慢型 AVNRT 的折返环路

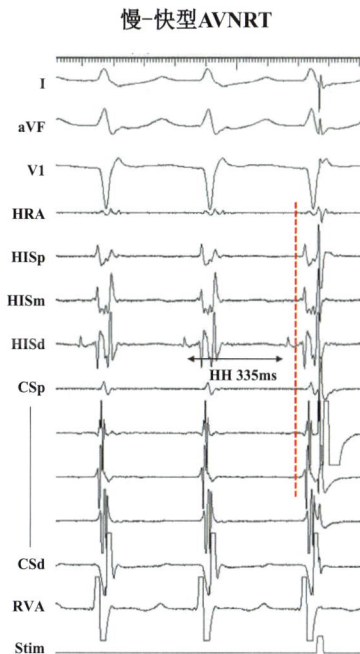

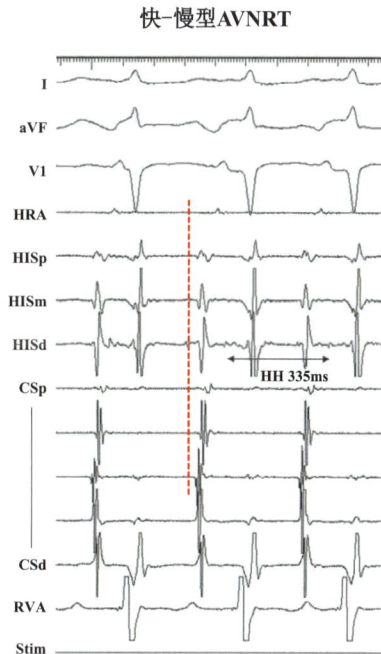

慢－快型AVNRT

快－慢型AVNRT

逆时针方向——Koch三角上端逆传心房

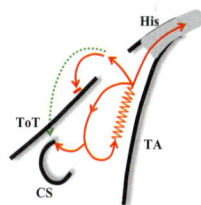

顺时针方向——Koch三角下端逆传心房

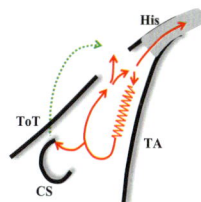

aVF，心电图导联之一；HISp，His束近端；HISm，His束中段；HISd，His束远端；CSp，冠状窦近端；CSd，冠状窦远端；HRA，高位右房；RVA，右心室心尖；Stim，刺激通道；CS，冠状窦；His，His束；TA，三尖瓣环；ToT，Todaro腱。

慢–快型AVNRT与下部共径

○ 心动过速时，折返环在最上端同时向His束及心房传导（左上图），其HA间期短于心室刺激时HA间期。

○ 心室起搏时，逆传经His束由快径区激动心房（左下图）。

○ 心动过速的HA间期（45ms）短于心室起搏的HA间期（55ms）（右图），其原因为存在下部共径（lower common pathway，LCP）（HA间期：为His电位中部快速下降处至His电极上A波起始的间期）。

慢－快型AVNRT与下部共径

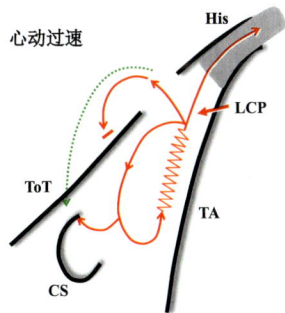

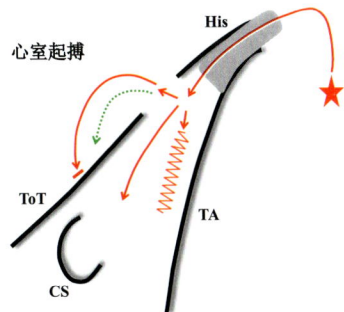

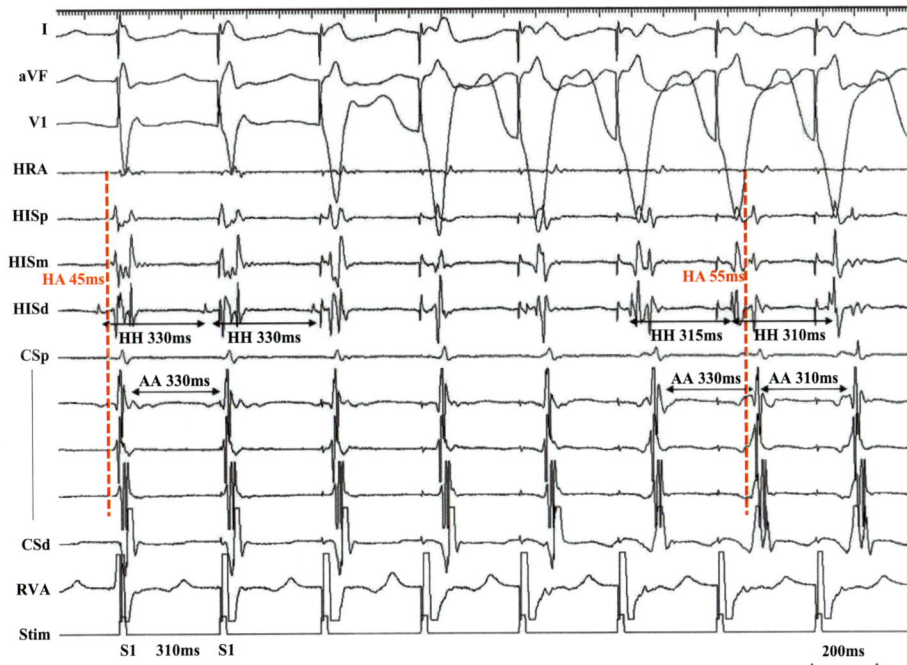

心动过速

His
LCP
ToT
TA
CS

心室起搏

His
ToT
TA
CS

I
aVF
V1
HRA
HISp
HISm
HISd — HA 45ms ... HA 55ms
HH 330ms HH 330ms HH 315ms HH 310ms
CSp
AA 330ms AA 330ms AA 310ms
CSd
RVA
Stim — S1 310ms S1 200ms

CS，冠状窦；His，His 束；TA，三尖瓣环；ToT，Todaro 腱；aVF，心电图导联之一；HRA，高位右房；HISp，His 束近端；HISm，His 束中段；HISd，His 束远端；CSp，冠状窦近端；CSd，冠状窦远端；RVA，右心室心尖；Stim，刺激通道；LCP，下部共径。

窦性心律（左图）

- 患者窦性心律下 AH 间期稍长（175ms）。
- HV 间期为 43ms。

心室 S1S1 起搏（右图）

- 患者心室 S1S1 600ms 起搏时 SA 间期为 250ms。
- 心房激动顺序为前间隔 A 波最早。

心动过速一例（少见或特殊慢－快型AVNRT）

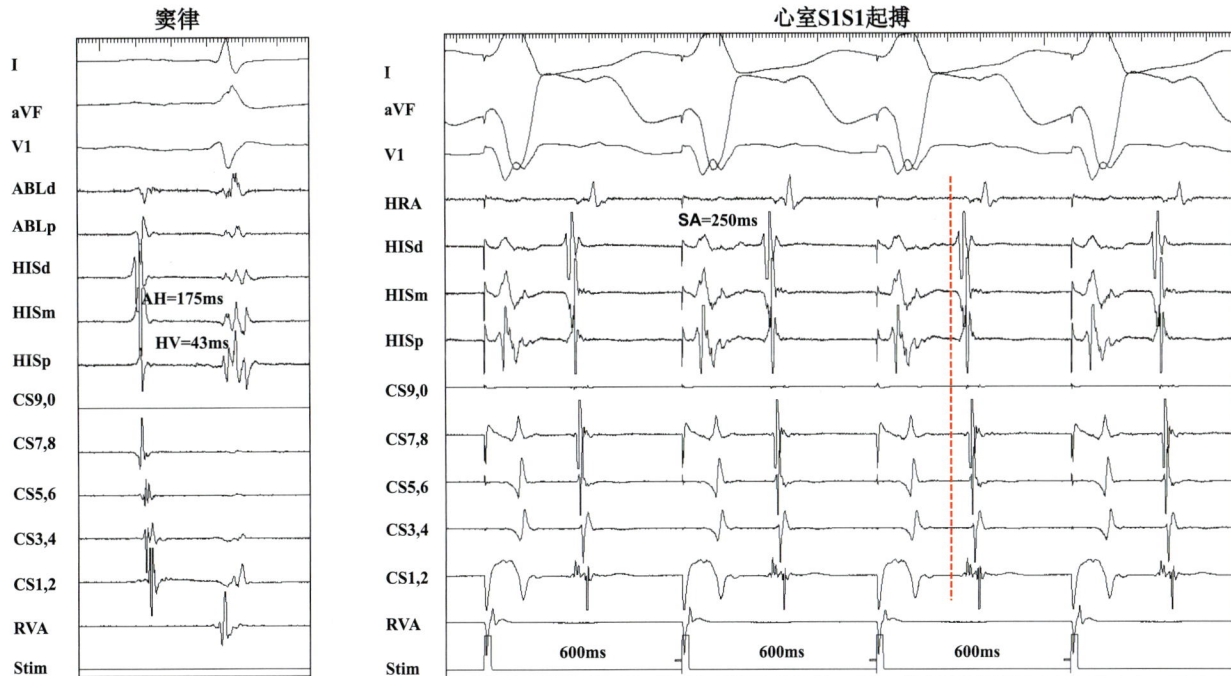

窦律　　　　　　　　　　　　　　　心室S1S1起搏

I
aVF
V1
ABLd
ABLp
HISd
HISm　　AH=175ms
HISp　　HV=43ms
CS9,0
CS7,8
CS5,6
CS3,4
CS1,2
RVA
Stim

I
aVF
V1
HRA
HISd　　SA=250ms
HISm
HISp
CS9,0
CS7,8
CS5,6
CS3,4
CS1,2
RVA　　600ms　　600ms　　600ms
Stim

aVF，心电图导联之一；ABLd，消融导管远端；ABLp，消融导管近端；HISd，His束远端；HISm，His束中段；HISp，His束近端；CS，冠状窦；RVA，右心室心尖；Stim，刺激通道。

心室 S1S2 刺激

- 心室 S2 430ms 时，室房逆传未见明显递减，A 波顺序无变化。
- 心室 S2 420ms 时，室房逆传阻滞。
- 是房室结逆传，还是旁路逆传？——当起搏周长较长时，未出现递减现象，即发生房室逆传阻滞，很难判断是房室结逆传还是旁路逆传。

房室结的电生理特征及相关心律失常疾病

心动过速一例（少见或特殊慢－快型AVNRT）

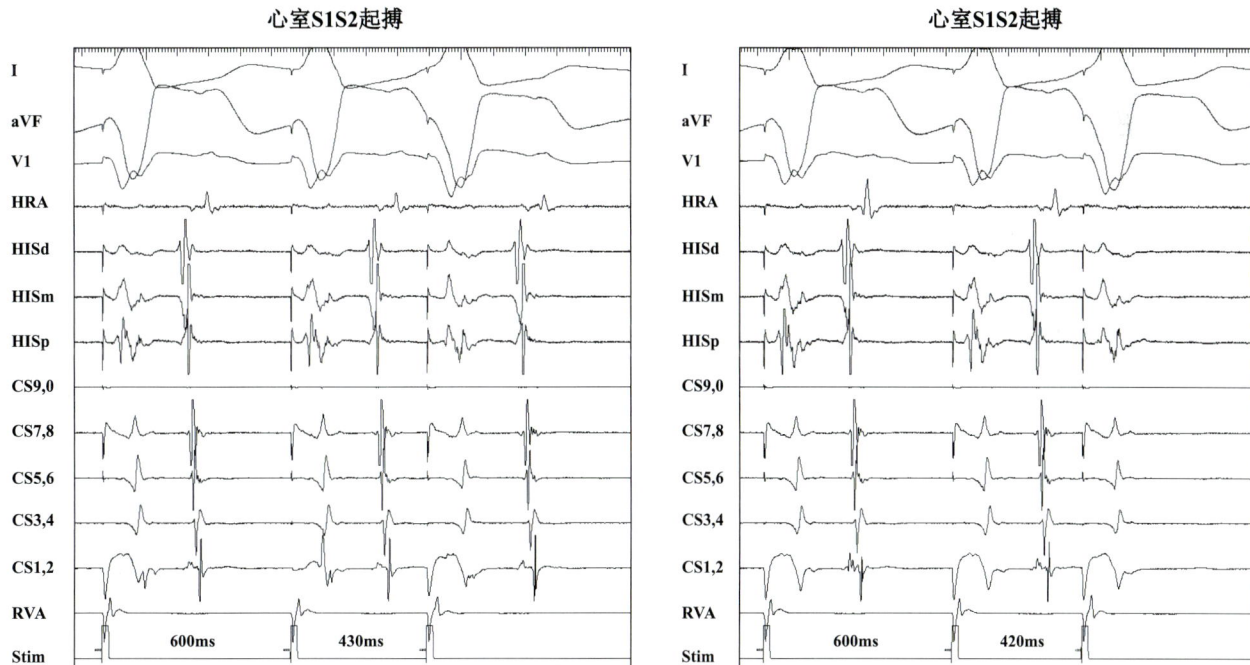

心室S1S2起搏

心室S1S2起搏

aVF，心电图导联之一；HRA，高位右房；HISd, His束远端；HISm, His束中段；HISp, His束近端；CS，冠状窦；RVA，右心室心尖；Stim，刺激通道。

心动过速及拖带

- 心房 S1S2 及 S1S1 刺激均可诱发心动过速，周长 512ms，前间隔 A 波最早（与心室刺激时 A 波顺序一致）。
- 心室起搏（500ms）HA 间期 190ms，远长于心动过速（周长 512ms）HA 间期 110ms（见图），旁路可能性小。
- 结合拖带后反应为 V-A-V，PPI-TCL 为 189ms，支持 AVNRT。

AVNRT 类型

- 虽然该例 AVNRT 在心动过速下，HA 间期较常见慢-快型 AVNRT 的长，但前间隔 A 波早，仍可考虑慢-快型 AVNRT。
- 结合患者窦性心律下前传 AH 间期稍长，可考虑为快径区前传及逆传时间延长所致。

消融

- 消融慢径后，窦性心律下 AH 间期及心室起搏 VA 间期较术前无明显变化。
- AH 间期延长的患者在进行慢径消融时，有房室传导阻滞的风险，应当谨慎。

心动过速一例（少见或特殊慢－快型AVNRT）

心室拖带

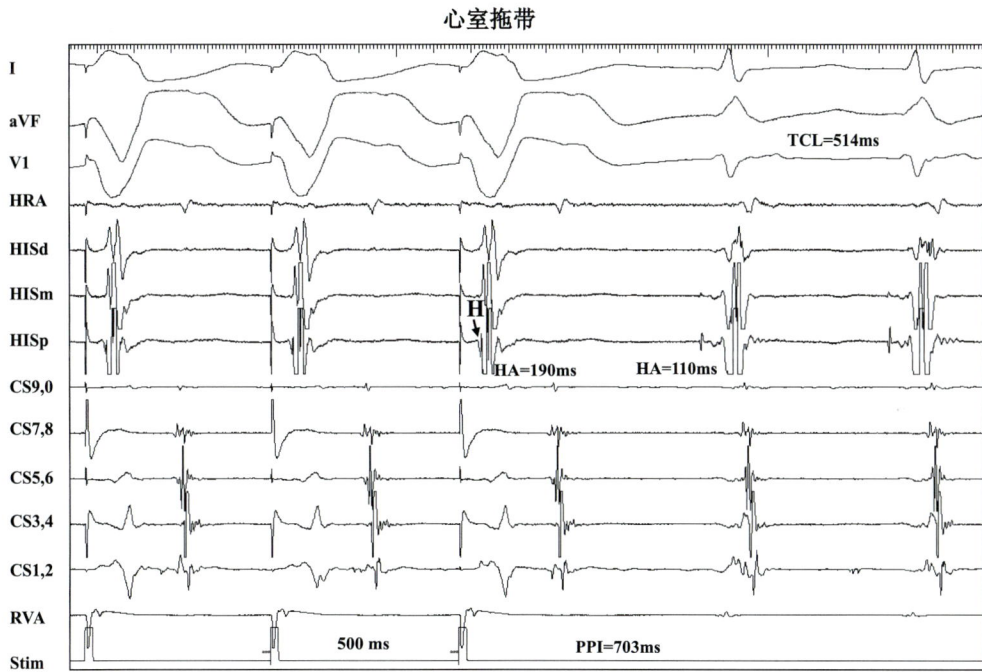

aVF，心电图导联之一；HRA，高位右房；HISd，His束远端；HISm，His束中段；HISp，His束近端；CS，冠状窦；RVA，右心室心尖；Stim，刺激通道；TCL，心动过速周长。

心室刺激

- 心室 S1S2 刺激 HA 间期延长（125ms），A 波顺序由前间隔 A 波提前转变为后间隔 A 波提前（左图）。
- 提示 S2 刺激时，由快径逆传转变为递减不明显的慢径逆传（右图）。

心房 Burst 刺激诱发

- 心房 380ms S1S1 刺激时，可见稳定慢径前传（中图）。
- 心动过速诱发，A 波顺序为后间隔最早（HA 间期为 80ms），顺序与心室刺激（S2 310ms）时，慢径逆传顺序一致（中图）。

慢−慢型 AVNRT 心室刺激及诱发

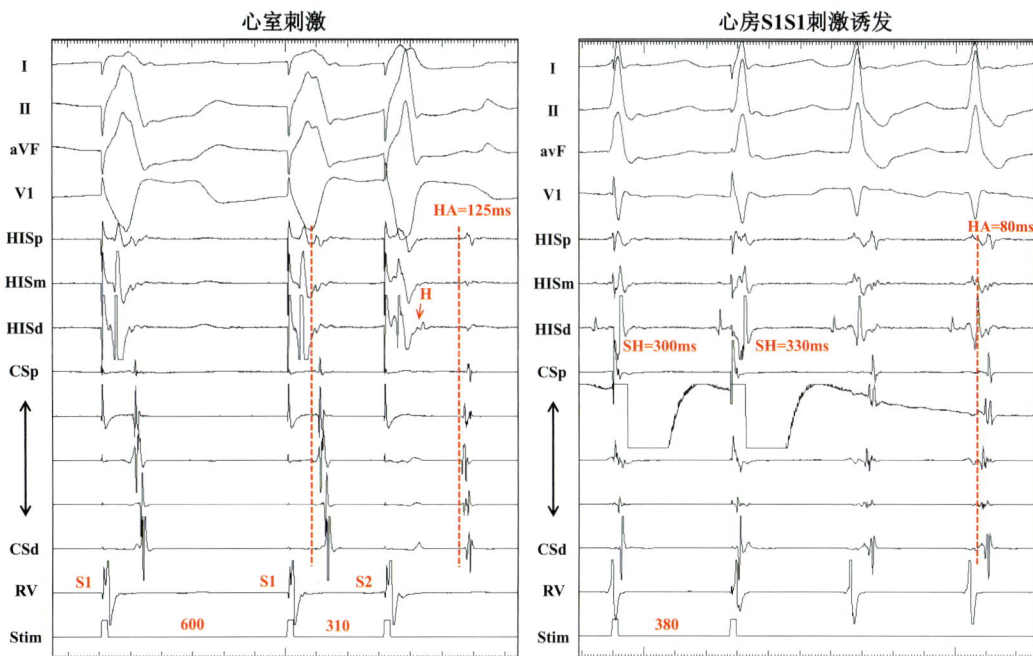

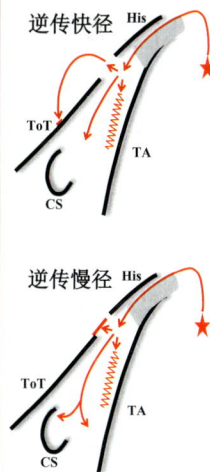

心室刺激

心房S1S1刺激诱发

逆传快径

逆传慢径

HA=125ms

HA=80ms

SH=300ms   SH=330ms

H

S1   S1   S2

600   310

380

aVF，心电图导联之一；HISp，His 束近端；HISm，His 束中段；HISd，His 束远端；CSp，冠状窦近端；CSd，冠状窦远端；RV，右心室；Stim，刺激通道；SH，刺激的起搏周长；CS，冠状窦；His，His 束；TA，三尖瓣环；ToT，Todaro 腱。

心动过速下心室 RS2 刺激

- 心室早发 RS2 刺激，H 电位及心室电位明显提前，但未能重整心动过速（A 波顺序及 AA 间期未变）（左图）。
- 房速？心动过速逆传 A 波顺序与心室起搏时后间隔早的逆传 A 波顺序一致，房速可能性小。
- 旁路？心底部心室刺激，在 H 电位与局部 V 波明显提前的情况下，A 波顺序及 AA 间期未变，则旁路介导房室折返性心动过速的可能性小。

AVNRT 早发 RS2 刺激，为何 A 波不提前？

- 心室早发 RS2 刺激通过 His 束逆传后，通常能打入 AVNRT 折返环，导致心动过速重整或终止（右上图）。
- 下部共径较长时，折返环距离 His 束较远，心动过速下早发的 RS2 刺激虽然导致 His 电位明显提前，但无法重整心动过速（右下图）。
- 虽然心动过速 HA 间期较短（部分患者甚至可以 VA 融合），但逆传后间隔 A 波最早，因此仍可诊断为慢-慢型 AVNRT（右下图）。

慢-慢型AVNRT心动过速下早发心室RS2刺激

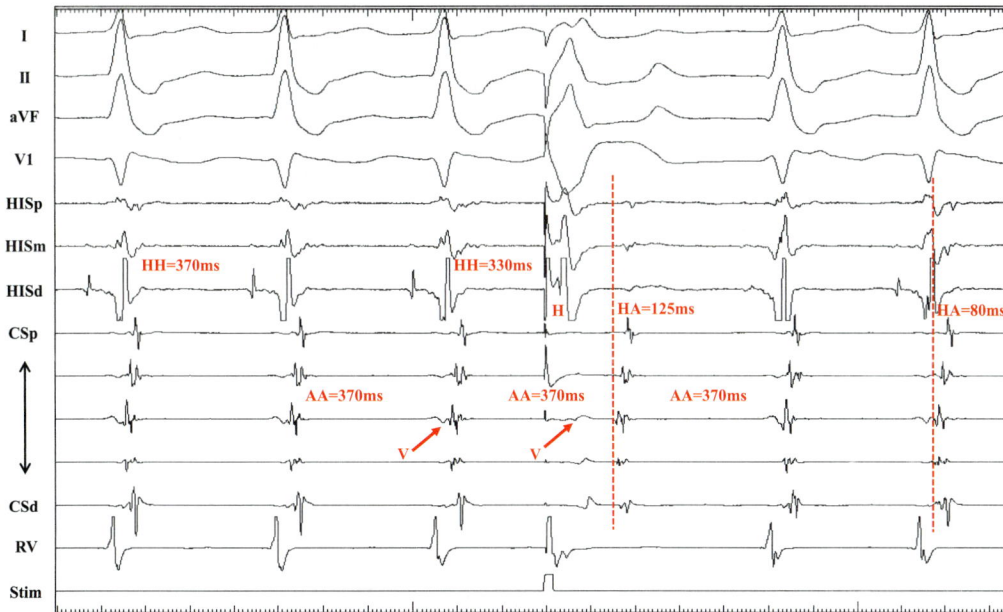

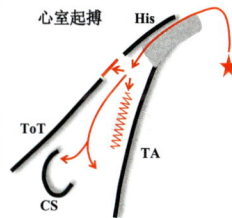

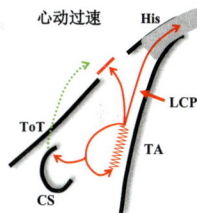

aVF, 心电图导联之一; HISp, His 束近端; HISm, His 束中段; HISd, His 束远端; CSp, 冠状窦近端; CSd, 冠状窦远端; RV, 右心室; Stim, 刺激通道; His, His 束; ToT, Todaro 键; CS, 冠状窦; TA, 三尖瓣环; LCP, 下部共径。

慢-慢型与慢-快型AVNRT转换

- 慢-慢型与慢-快型AVNRT间可以自由转换，且心动过速周长无明显变化。
- 前三跳后间隔A波最早，HA间期为80ms（慢-慢型）；后三跳前间隔A波最早，HA间期为40ms（慢-快型）（左图）。

慢-慢型与慢-快型AVNRT折返环

- 两种心动过速之间的转换提示折返环一致（逆时针方向）（右图）。
- A波顺序的变化提示心房出口位置发生变化，慢-慢型AVNRT出口为后间隔，慢-快型AVNRT出口为前间隔。

消融

- 该患者慢径区域消融，可见交界律。
- 单点消融后房室结前传不应期由术前260ms变为术后450ms（无慢径前传）。
- 消融后逆传快径与慢径仍然存在（5年随访心动过速未复发）。

慢－慢型与慢－快型AVNRT转换

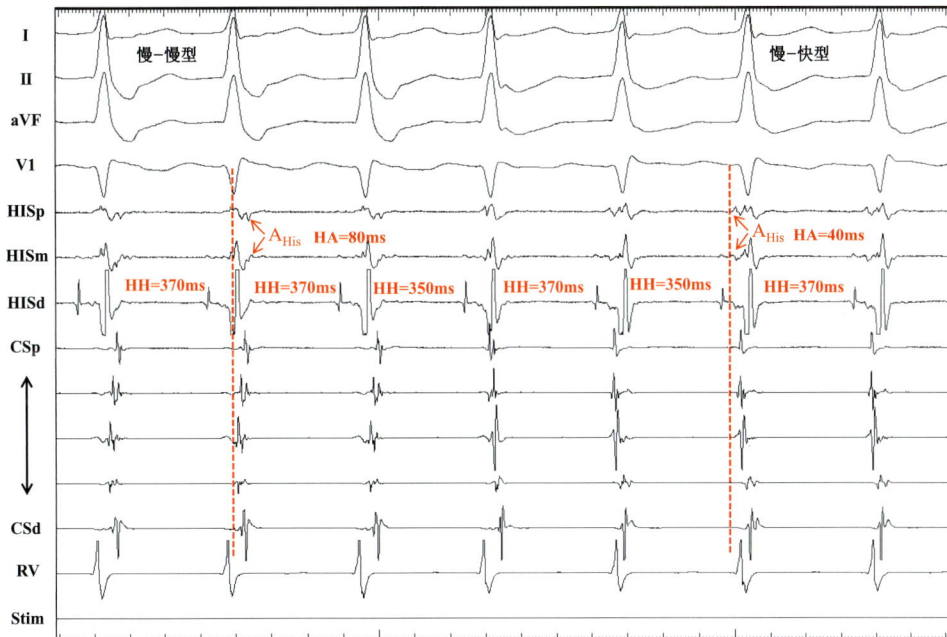

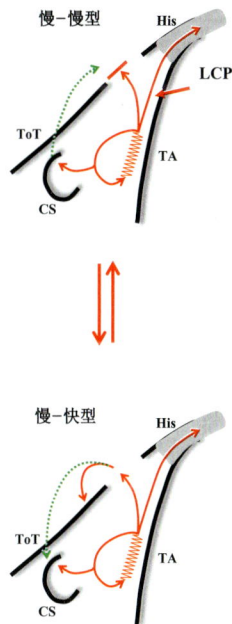

aVF，心电图导联之一；HISp，His束近端；HISm，His束中段；HISd，His束远端；CSp，冠状窦近端；CSd，冠状窦远端；RV，右心室；Stim，刺激通道；His，His束；ToT，Todaro键；CS，冠状窦；TA，三尖瓣环，LCP，下部共径。

大小折返环慢-慢型AVNRT转换

- 窦性心律AH间期为74ms，HV间期为60ms（左图）。
- 心室起搏为慢径逆传，后间隔A波早（SA间期为260ms）（右图）。

房室结的电生理特征及相关心律失常疾病

大小折返环慢－慢型 AVNRT 转换

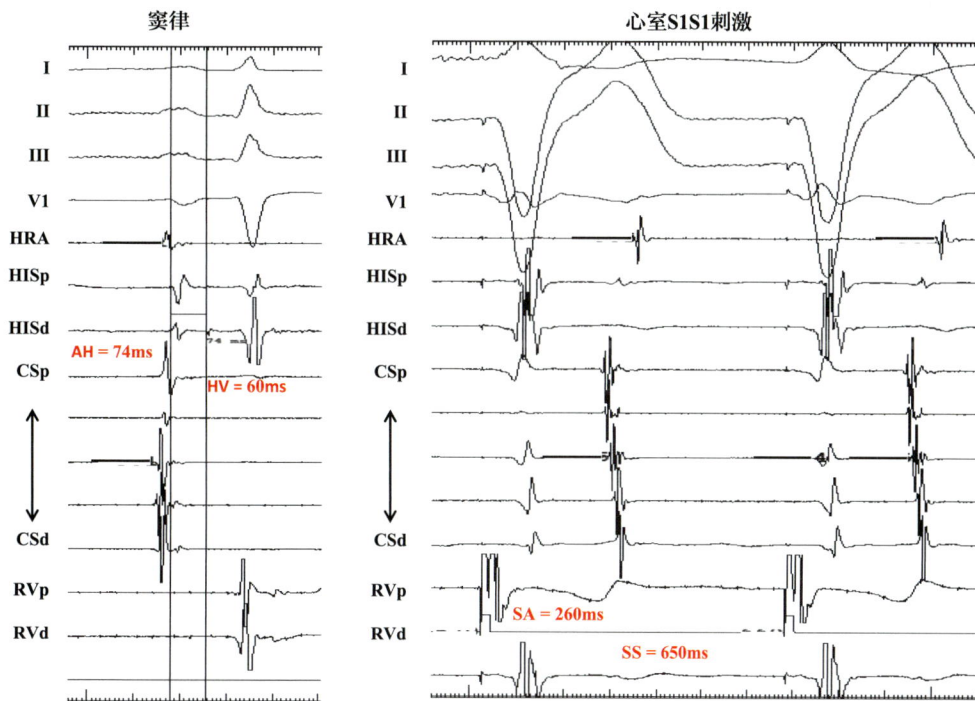

窦律 心室S1S1刺激

HRA,高位右房; HISp, His 束近端; HISm, His 束中段; HISd, His 束远端; CSp, 冠状窦近端; CSd, 冠状窦远端; RVp, 右心室近端; RVd, 右心室远端。

大小折返环慢–慢型AVNRT转换

- 如图所示，心房500ms S1S1刺激，最后一跳刺激同时经由快径及慢径前传（一拖二现象），诱发心动过速（慢–慢型AVNRT），心动过速周长为600ms。
- 在心动过速的情况下，后间隔A波最早且VA融合，前间隔A波明显延迟。

大小折返环慢-慢型AVNRT转换

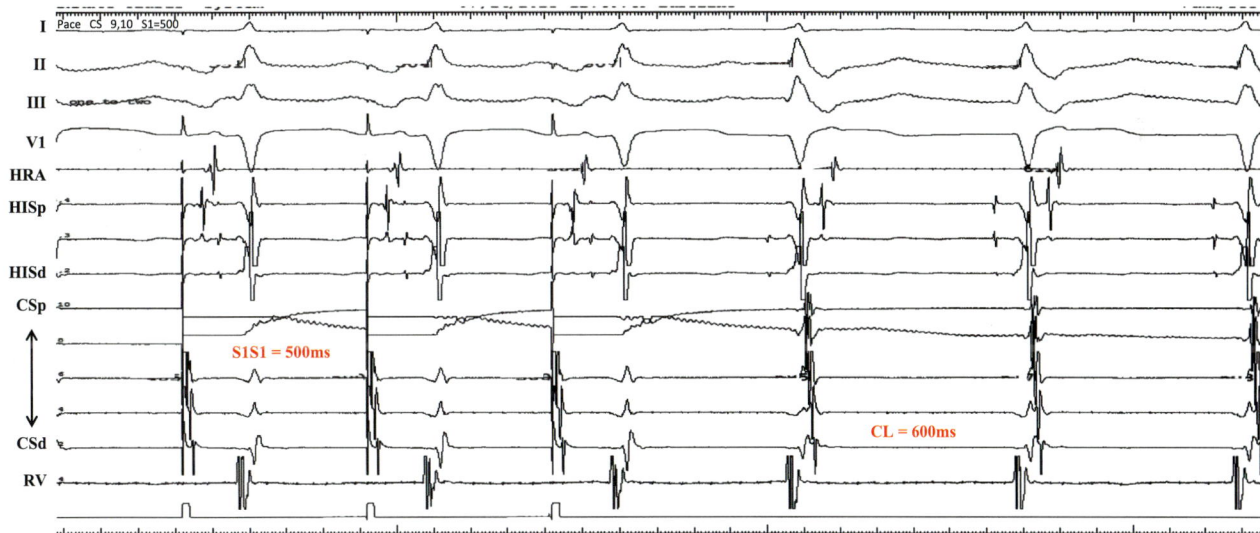

HRA，高位右房；HISp，His束近端；HISd，His束远端；CSp，冠状窦近端；CSd，冠状窦远端；RV，右心室；CL，心动过速周长。

大小折返环慢－慢型AVNRT转换

- 同一患者，在心动过速的情况下，可出现不同的VA间期，但均短于心室S1S1刺激时慢径逆传VA间期，最早心房激动均位于后间隔（左上图）。
- 第2跳VA融合（右上图），心房顺序与心动过速情况下的顺序一致。
- 考虑为慢－慢型AVNRT心动过速折返环大小变化所致，心动过速折返缩小时，下部共径延长，VA间期缩短（下图）。

大小折返环慢－慢型AVNRT转换

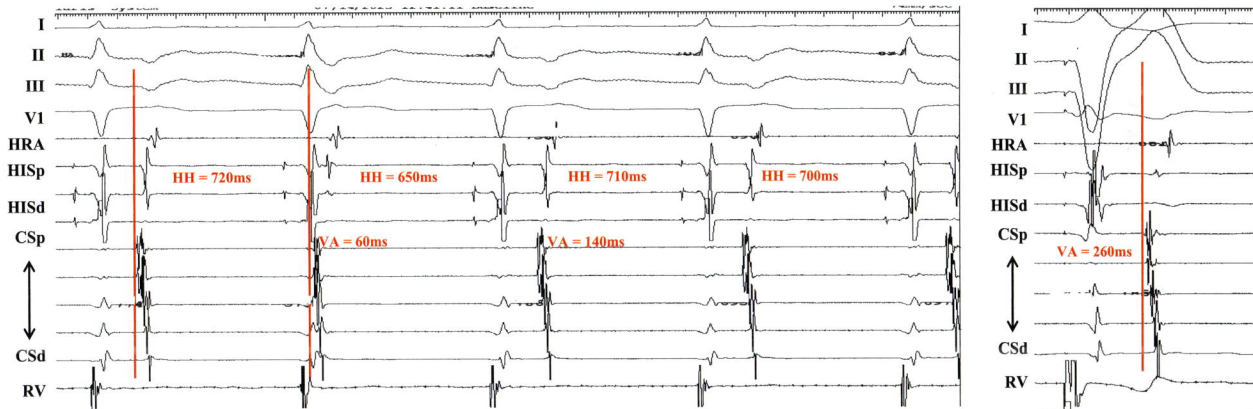

HH = 720ms HH = 650ms HH = 710ms HH = 700ms

VA = 60ms VA = 140ms VA = 260ms

慢－慢型AVNRT
（第2跳）

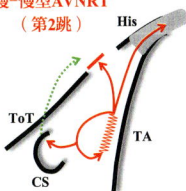

慢－慢型AVNRT
（1，3，4，5跳）

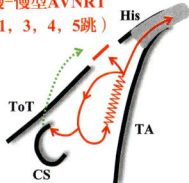

心室起搏

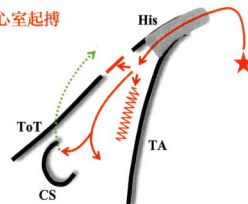

CS，冠状窦；HIS，His束；HRA，高位右房；RV，右心室；TA，三尖瓣环；ToT，Todaro 腱。

慢－慢型与慢－快型AVNRT折返环大小与出口变化

○ 均为逆时针方向折返，各类型间可相互转换，导致AVNRT周长、A波顺序、HA间期、对心室RS2刺激反应变化。

○ 慢－快型：无论下部共径（LCP）的长短（左上图和右上图），由于心房以前间隔为出口，心动过速时His束与A波的相对时间变化不大。

○ 慢－慢型：心房出口在后间隔，LCP长时（左下图），心动过速，HA间期较短；LCP短时，（右下图），心动过速HA间期较长。

○ 两型中，LCP长，导致心室RS2刺激提前，His束较难重整心动过速。

类型	A 波顺序	心动过速 HA 间期	心室 RS2 刺激提前 His 束
A. 慢 – 快型（LCP 长）	前间隔早	稍短于心室起搏 HA 间期	较难重整心动过速
B. 慢 – 快型（LCP 短）	前间隔早	稍短于心室起搏 HA 间期	易重整心动过速
C. 慢 – 慢型（LCP 长）	后间隔早	明显短于心室起搏 HA 间期	较难重整心动过速
D. 慢 – 慢型（LCP 短）	后间隔早	稍短于心室起搏 HA 间期	易重整心动过速

慢－慢型与慢－快型 AVNRT 折返环大小与出口变化

慢–快型AVNRT
LCP长

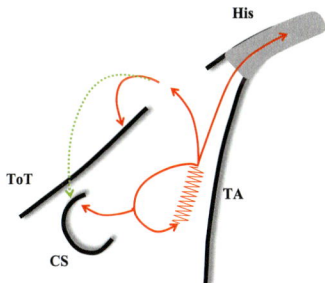

慢–慢型AVNRT
LCP长

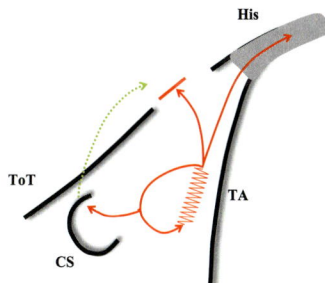

慢–快型AVNRT
LCP短

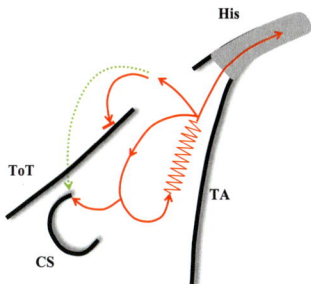

慢–慢型AVNRT
LCP短

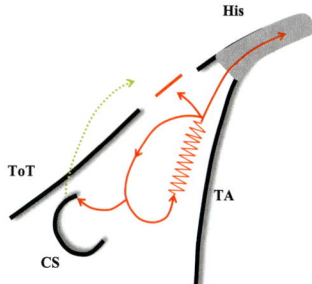

CS，冠状窦；His，His束；LCP，下部共径；TA，三尖瓣环；ToT，Todaro腱。

快-慢型AVNRT诱发

○ 心室S1刺激，SA间期短，前间隔A波早，由快径逆传（ABL位于后间隔）（右上图）。

○ 心室S2刺激，SA间期明显延长（630ms）（左图），后间隔A波早，由递减明显的慢径逆传（右中图）。

○ 心动过速诱发后，表现为长RP心动过速，且AH间期明显短于HA间期（右下图）。

快-慢型AVNRT诱发

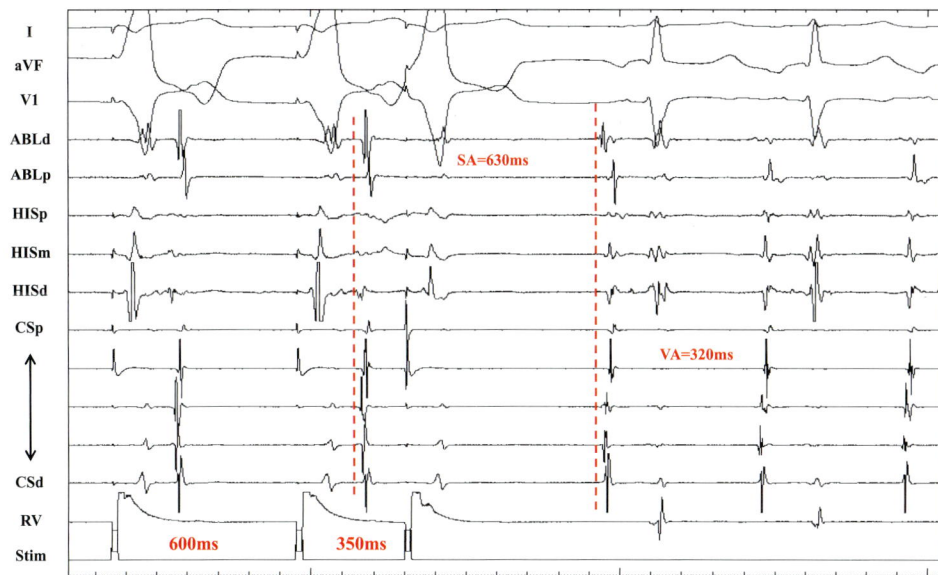

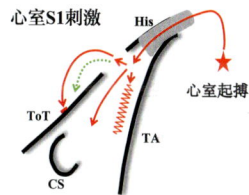

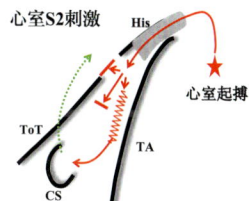

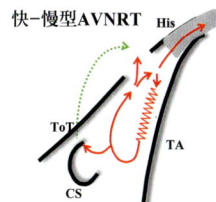

aVF，心电图导联之一；ABLd，消融导管远端；ABLp，消融导管近端；HISp，His束近端；HISm，His束中段；HISd，His束远端；CSp，冠状窦近端；CSd，冠状窦远端；RV，右心室；Stim，刺激通道。

快－慢型AVNRT心室拖带

- 如图所示，心动过速周长385ms，VA间期为280ms。
- 如图所示，心室以360ms拖带，VA明显延长为530ms，出现假性VAAV反应，排除房速，PPI-TCL为305ms。

房室结的电生理特征及相关心律失常疾病

快-慢型AVNRT心室拖带

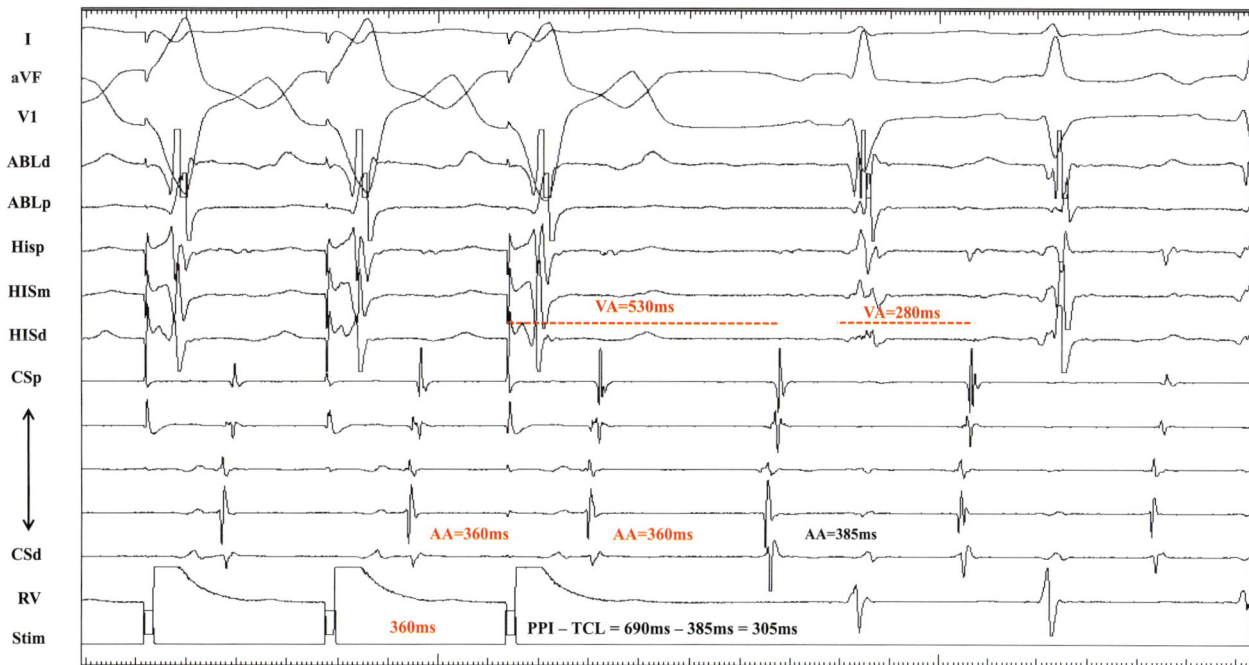

aVF，心电图导联之一；ABLd，消融导管远端；ABLp，消融导管近端；HISp，His束近端；HISm，His束中段；HISd，His束远端；CSp，冠状窦近端；CSd，冠状窦远端；RV，右心室；Stim，刺激通道。

快-慢型AVNRT前传文氏阻滞

- 心动过速AH间期逐渐延长，直至出现心室脱落（左图），可能与下部共径的递减传导有关。
- 再次说明心室并不参与折返环，并排除旁路。

慢-快型与快-慢型AVNRT共存

- 该患者同时存在两种心动过速。
- 慢-快型AVNRT周长（AA=590ms）长于快-慢型AVNRT（AA=410ms）（右图）。

快－慢型AVNRT前传阻滞与慢－快型AVNRT共存

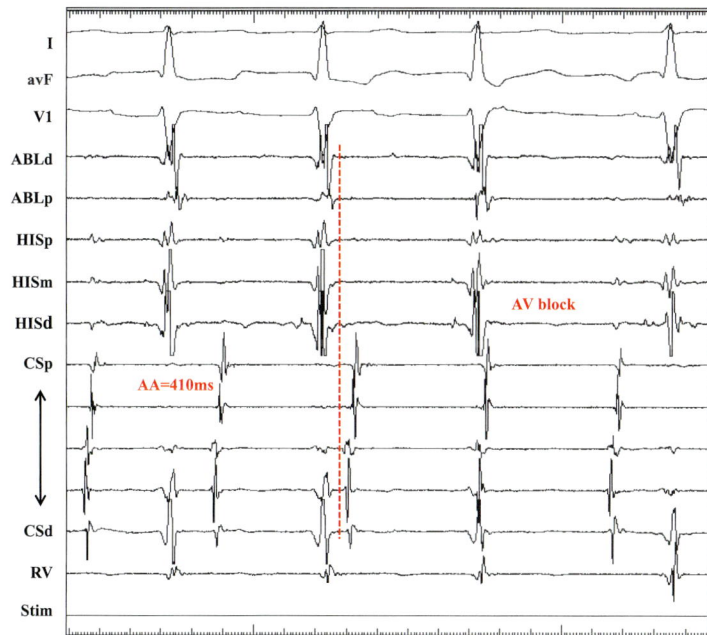

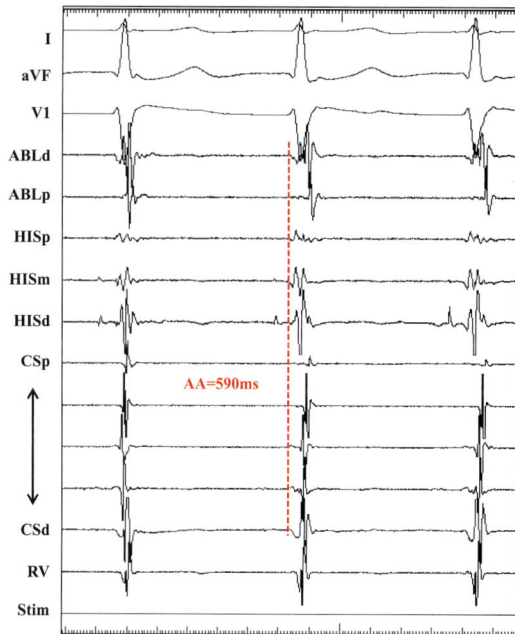

aVF，心电图导联之一；ABLd，消融导管远端；ABLp，消融导管近端；HISp, His束近端；HISm, His束中段；HISd, His束远端；CSp，冠状窦近端；CSd，冠状窦远端；RV，右心室；Stim，刺激通道；AV block，房室传导阻滞。

慢－快型 AVNRT 消融

- 该例患者在常规慢径区域消融（右图，RFA1）慢－快型 AVNRT 后不再诱发，但快－慢型 AVNRT 仍能诱发。
- 标测快－慢型 AVNRT 最早心房激动位于冠状窦口内 2cm 处底部（右图，RFA2）。
- 消融后快－慢型 AVNRT 不再诱发，且房室结慢径逆传消失。

AVNRT 折返环的变异

- 该患者慢－快型及快－慢型 AVNRT 折返环位于不同区域。
- 对于快－慢型 AVNRT 患者，消除逆传慢径可能有助于减少其复发。

快-慢型AVNRT消融

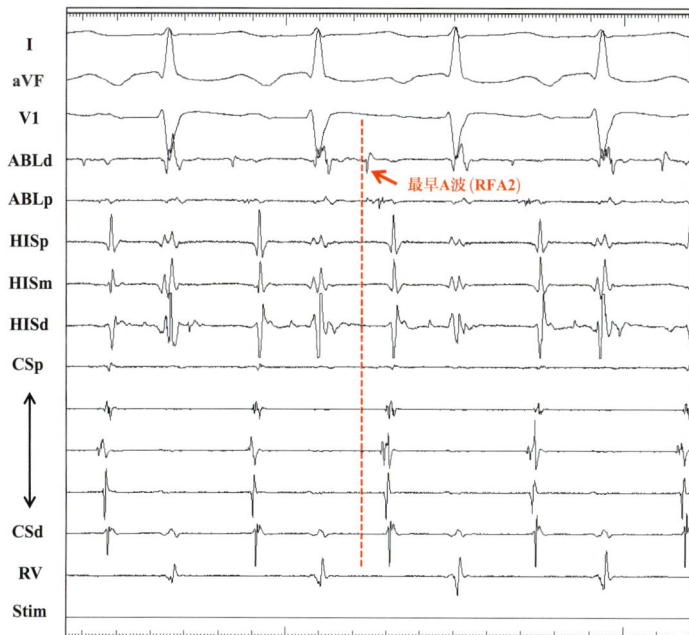

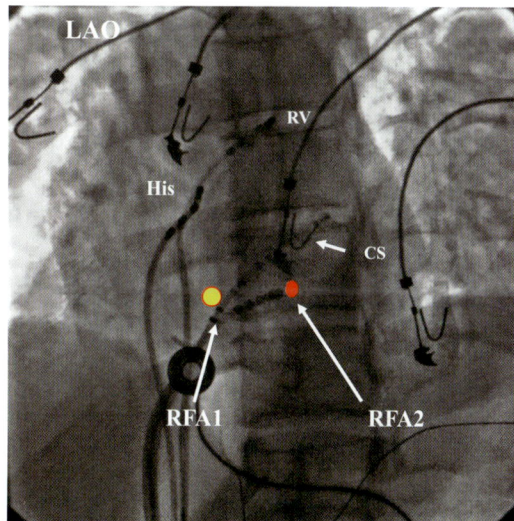

最早A波 (RFA2)

aVF，心电图导联之一；ABLd，消融导管远端；ABLp，消融导管近端；HISp，His束近端；HISm，His束中段；HISd，His束远端；CSp，冠状窦近端；CSd，冠状窦远端；RV，右心室；Stim，刺激通道。；CS，冠状窦；His，His束；LAO，左前斜；RFA，射频消融；RV，右心室。

慢-快型与快-慢型AVNRT间转换

○ 前三跳为慢-快型AVNRT，AH间期长，而HA间期短，前间隔A波最早（逆时针方向折返）（上图和左下图）。

○ 心房刺激后，慢-快型AVNRT转换为快-慢型AVNRT，AH间期短而HA间期长，心动过速周长相近，心房激动在后间隔最早（顺时针方向折返）（上图和右下图）。

○ 在慢径区域单点消融，两种心动过速均不再诱发。

○ 该患者在心室S1S1及S1S2刺激时均未见慢径逆传，可能原因为快径有效不应期短，无法显示慢径逆传。

房室结的电生理特征及相关心律失常疾病

慢－快型与快－慢型AVNRT间转换

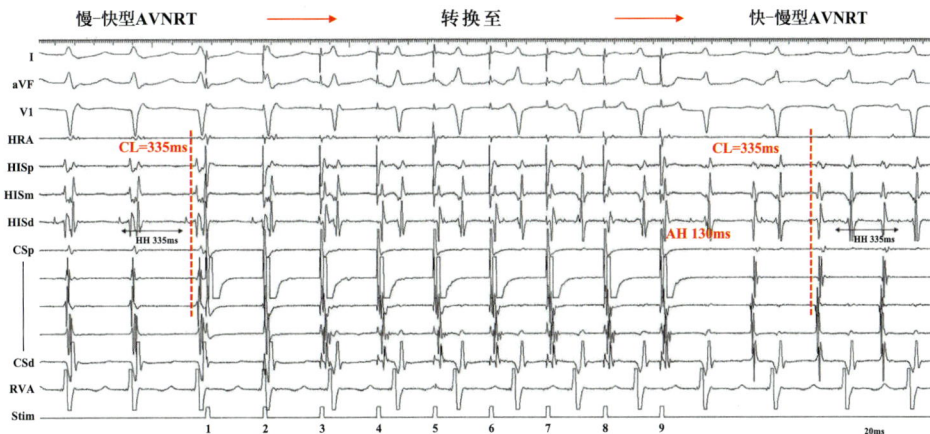

慢－快型AVNRT　　→　　转换至　　→　　快－慢型AVNRT

CL=335ms　　　　　　　　　CL=335ms

HH 335ms　　AH 130ms　　HH 335ms

逆时针方向——Koch三角上端逆传心房　　　　　顺时针方向——Koch三角下端逆传心房

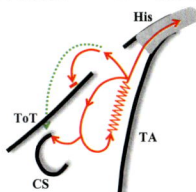

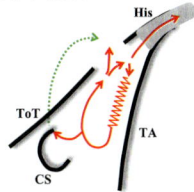

aVF，心电图导联之一；HRA，高位右房；HISp，His束近端；HISm，His束中段；HISd，His束远端；CSp，冠状窦近端；CSd，冠状窦远端；RVA，右心室心尖；Stim，刺激通道；CS，冠状窦；His，His束；TA，三尖瓣环；ToT，Todaro腱。

不同类型AVNRT之间的转换

- 如图所示，不同类型AVNRT的折返环方向、大小及出口不同。
- 慢-快型与慢-慢型AVNRT均为逆时针方向折返，慢-快型出口位于前间隔，慢-慢型出口位于后间隔，两者可自发转换。
- 快-慢型AVNRT为顺时针方向折返，出口位于后间隔，与其他类型AVNRT可共存，但由于与其他类型AVNRT的折返环方向不一致，所以不能自由转换。

不同类型 AVNRT 之间的转换

顺时针方向——后间隔出口

快-慢型

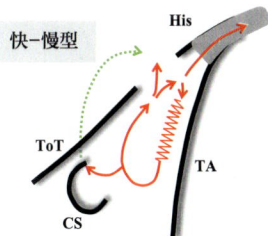

共存　　　　　共存　　　　　共存

慢-快型

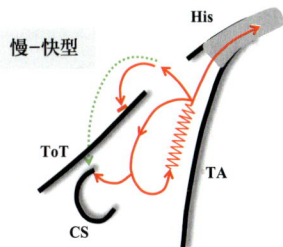

逆时针方向——前间隔出口

自发转换

慢-慢型

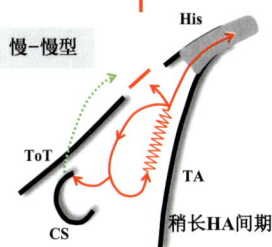

稍长HA间期

逆时针方向——后间隔出口

自发转换

慢-慢型

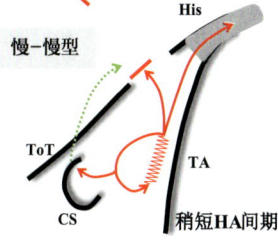

稍短HA间期

CS，冠状窦；His，His 束；TA，三尖瓣环；ToT，Todaro 腱。

复杂AVNRT（分型?）

- 心室S1S2起搏后，表现为房室结快径逆传，VH延长，HA固定，前间隔最早（左图）。
- 心房S1S2诱发心动过速，后间隔A波提前，A多于V，排除旁路（右图）。
- 可判断为AVNRT？（快-慢型或是慢-慢型?），或是房性心动过速？

复杂AVNRT（分型?）

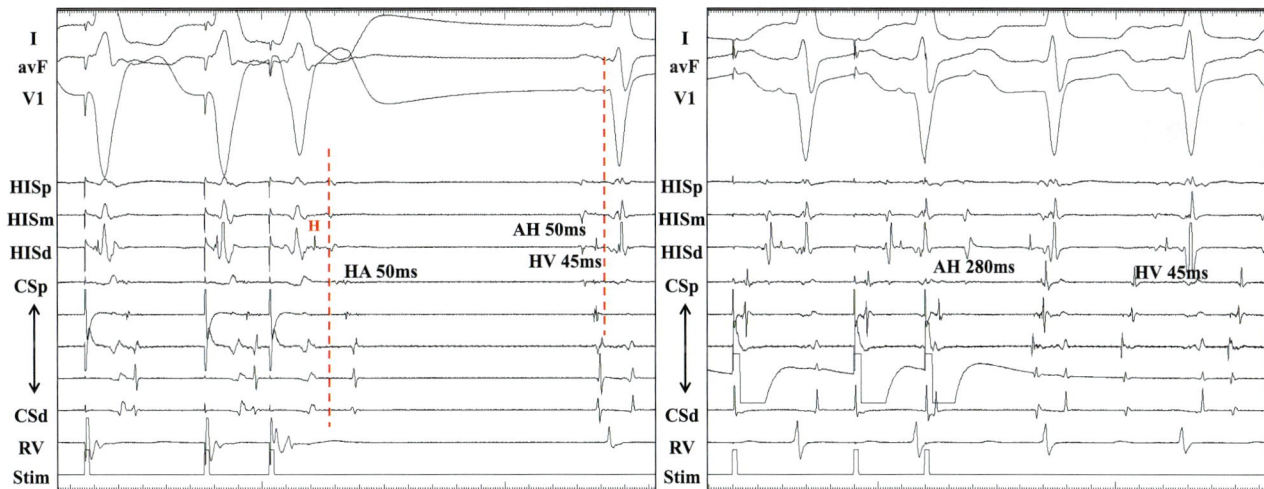

aVF, 心电图导联之一; HISp, His束近端; HISm, His束中段; HISd, His束远端; CSp, 冠状窦近端; CSd, 冠状窦远端; RV, 右心室; Stim, 刺激通道。

何种类型AVNRT？

- 左图：早发心室RS2刺激，可延迟下一跳AA间期10ms（房速可能性小），下一跳自发室早出现在His不应期，且在最早A波的局部V波提前，但未能影响下一跳A波（旁路可能性小）。
- 右图：心室拖带可见前间隔在拖带时，A波的顺序与心动过速下的不完全一致，该现象可能由拖带时逆传一拖二所致，即拖带时的A波由该跳心室刺激经快径逆传与前一跳心室刺激经慢径逆传的A波融合产生。
- 综上，可排除房速可能。

复杂AVNRT（分型？）

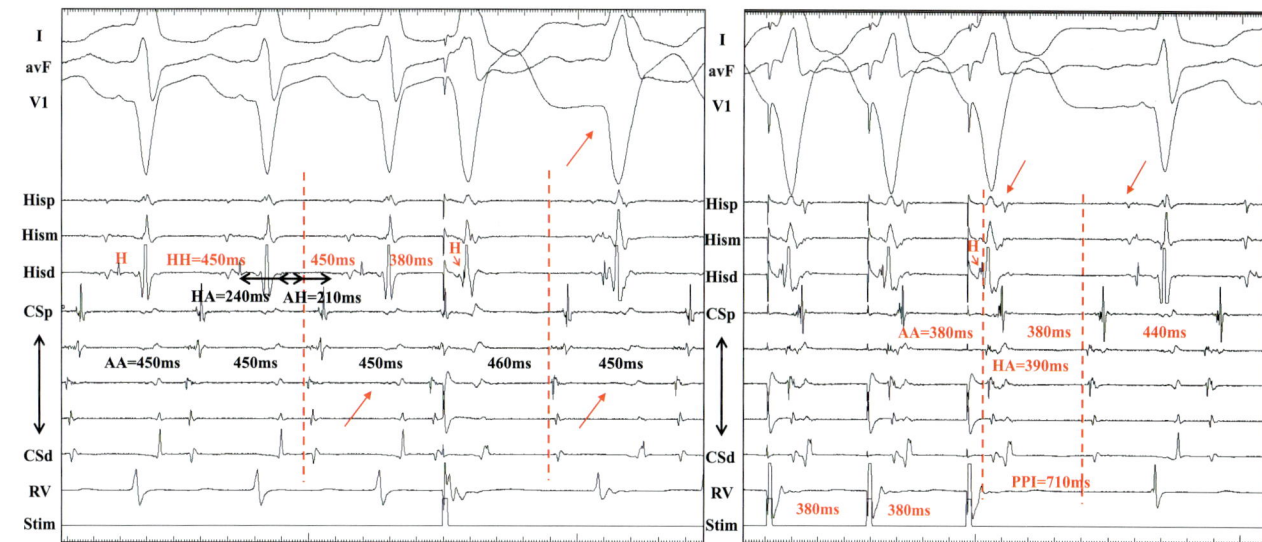

aVF，心电图导联之一；HISp，His束近端；HISm，His束中段；HISd，His束远端；CSp，冠状窦近端；CSd，冠状窦远端；RV，右心室；Stim，刺激通道；PPI，起搏后间期。

何种类型AVNRT？

- 心动过速时，VA分离，心室有脱落，因此排除旁路。
- 自发心室期前收缩提前（箭头所示），下一跳A波重整心动过速，因此排除房速。
- 该患者可诊断为AVNRT，但很难做出分型判断。
- 该患者最终在CS内最早A波处消融成功。

何种类型AVNRT？

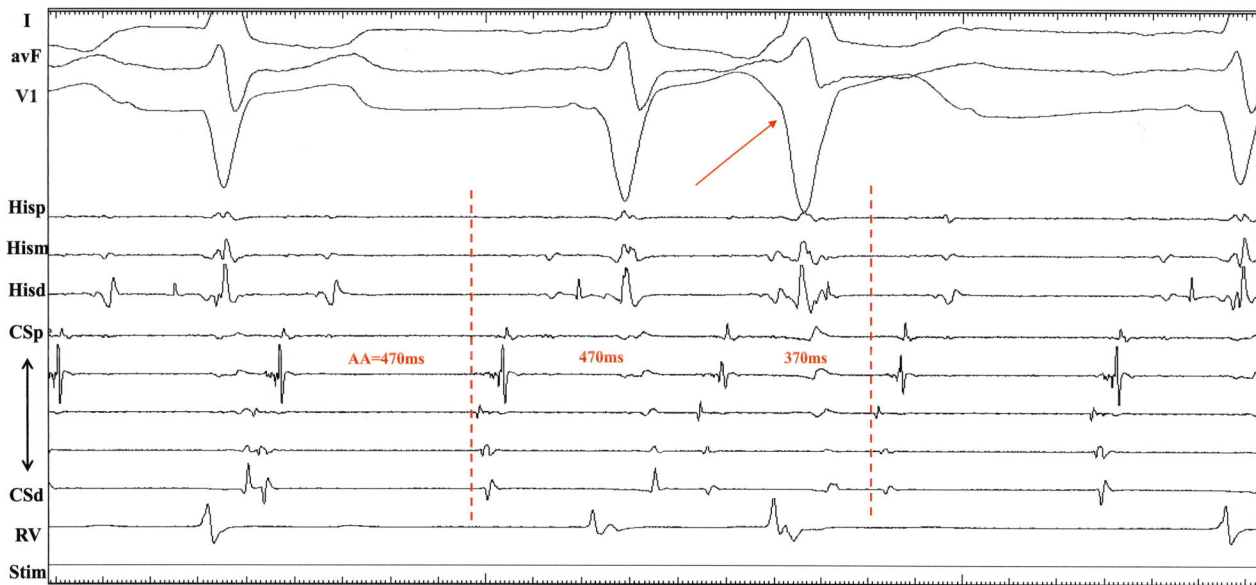

aVF，心电图导联之一；HISp，His束近端；HISm，His束中段；HISd，His束远端；CSp，冠状窦近端；CSd，冠状窦远端；RV，右心室；Stim，刺激通道；PPI，起搏后间期。

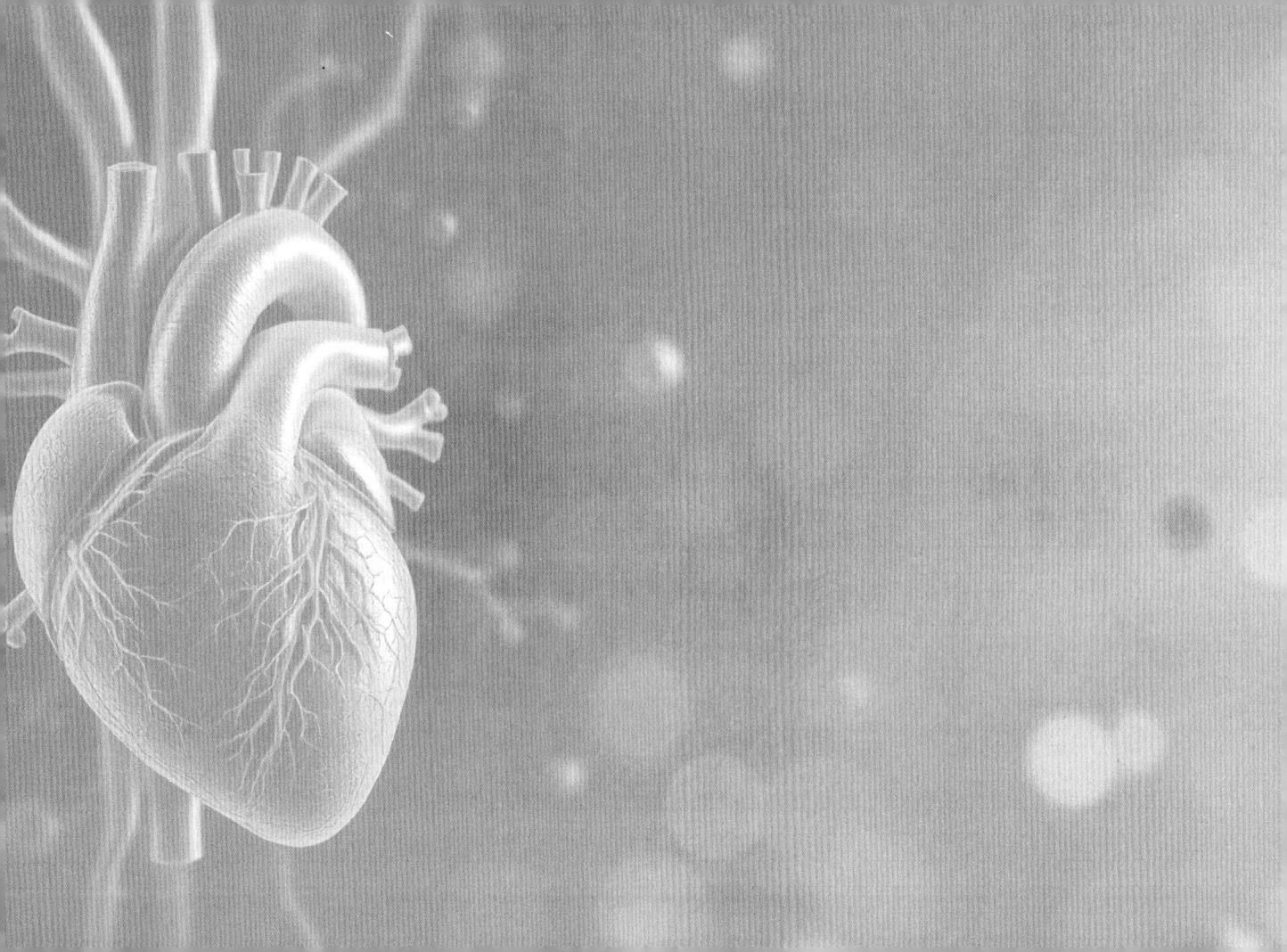

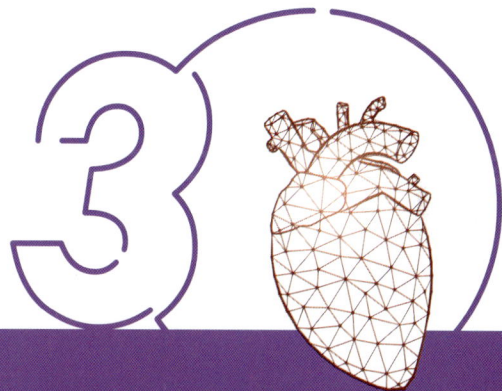

AVNRT 的鉴别诊断

室房逆传途径的鉴别

- 左图：窦性心律下，AH间期为 78ms，HV间期为 48ms。
- 右图：右心室心尖S1S2（550ms，320ms）刺激，心房激动顺序无明显变化。

房室结的电生理特征及相关心律失常疾病

室房逆传途径的鉴别

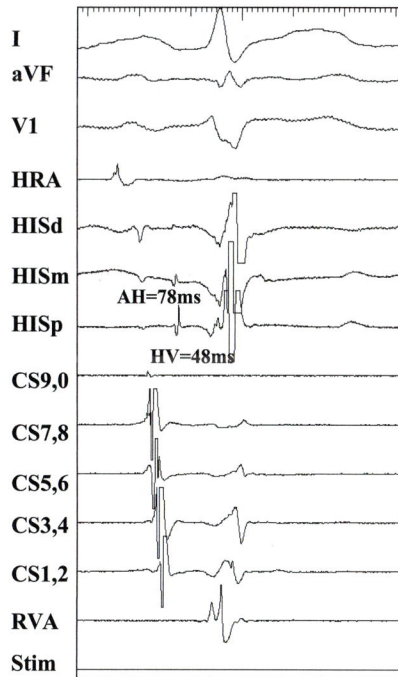

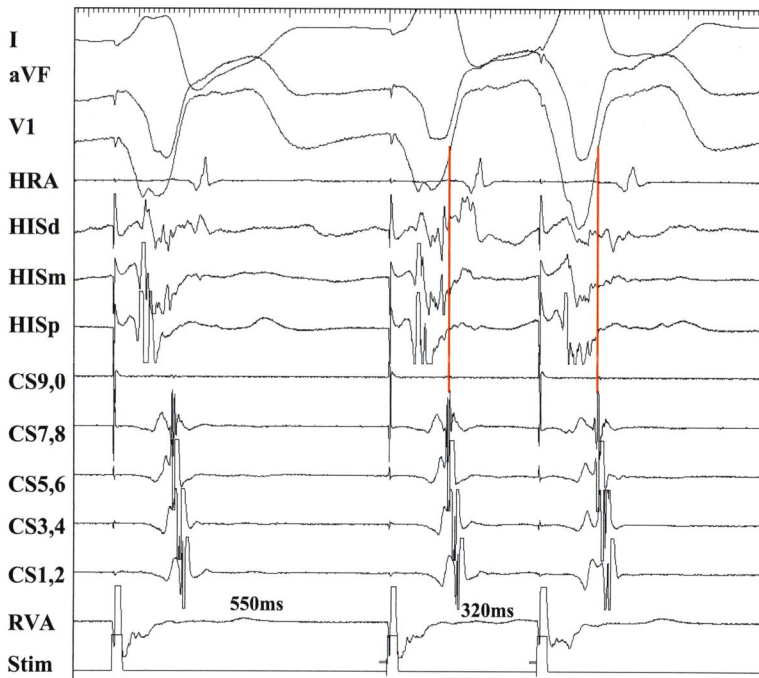

aVF，心电图导联之一；HRA，高位右房；HISp，His束近端；HISm，His束中段；HISd，His束远端；CSp，冠状窦近端；CSd，冠状窦远端；RVA，右心室心尖；Stim，刺激通道。

室房逆传途径的鉴别

○ 左图：同一患者，心室刺激S2间期缩短至240ms，逆传A波顺序发生变化（高右房和CS的A波之间的关系不同）。

○ 右图：心动过速下，可见A波激动顺序与S1刺激时的一致，His不应期RS2刺激可终止心动过速，可考虑旁路参与的顺向型房室折返性心动过速（成功消融旁路后，心动过速不再诱发）。

○ 由此证明心室S1刺激时经由旁路逆传，心室S2刺激（240ms）时旁路进入逆传不应期，由房室结逆传。

高位右房导管的意义

○ 心房激动顺序对于判断逆传心房的途径至关重要。

○ 对于此患者，仅仅依赖CS及His电极上的A波激动顺序，可能难以判断S1S2刺激时心房激动顺序是否一致。

○ 同时记录His电极、高位右房电极与CS电极上的A波，有助于更准确地判断心房激动顺序的变化。

室房逆传途径的鉴别

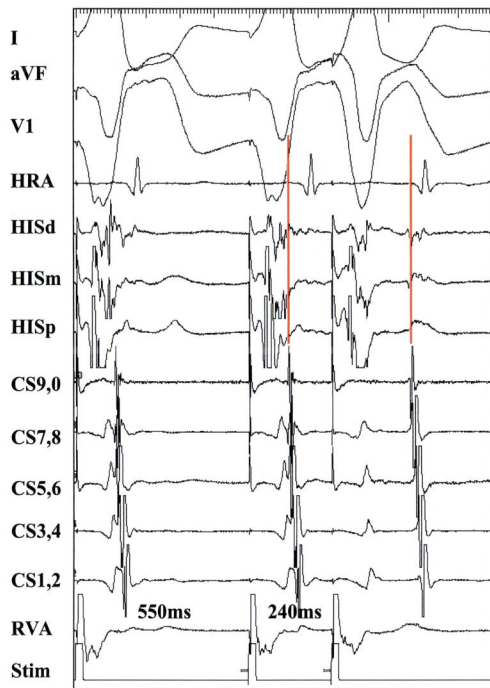

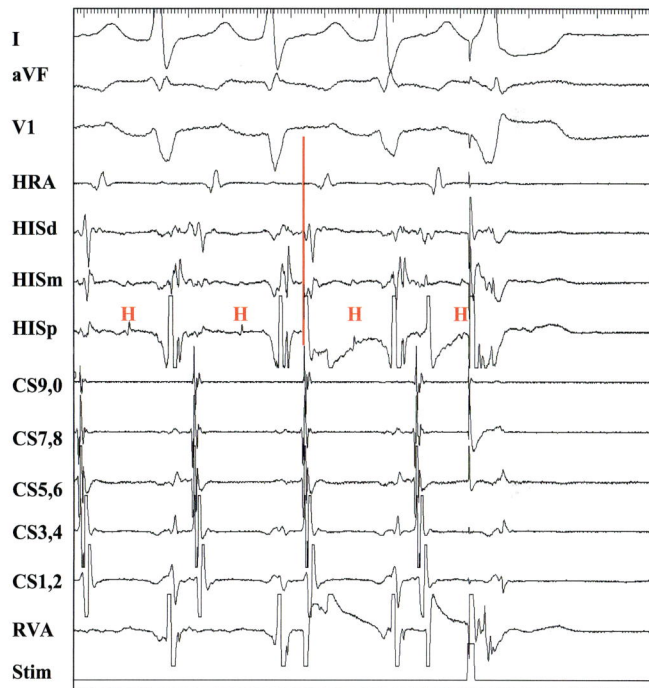

aVF，心电图导联之一；HRA，高位右房；HISd，His 束远端；HISm，His 束中段；HISp，His 束近端；RVA，右心室心尖；Stim，刺激通道。

不同类型AVNRT与旁路的鉴别诊断

- 各类型AVNRT的VA间期不同，因此需要与不同类型旁路相鉴别。
- 快-慢型AVNRT：VA间期长，需与慢旁路相鉴别，两者容易混淆（左1图）。
- 慢-快型AVNRT：通常顺序为HAV，无须与旁路相鉴别（左2图）。
- 慢-慢型AVNRT：VA间期短，需与快旁路相鉴别（右1图和右2图）。

不同类型AVNRT与其他类型心动过速的鉴别诊断

- 各类型AVNRT均需与房速相鉴别。
- 慢-快型AVNRT还需要与交界性心动过速及希浦系统近端室速相鉴别。

不同类型AVNRT与旁路的鉴别

与旁路相鉴别

慢旁路——PJRT　　　无须鉴别　　　快旁路　　　快旁路

快—慢型　　　慢—快型　　　慢—慢型　　　慢—慢型

His　　ToT　　TA　　CS

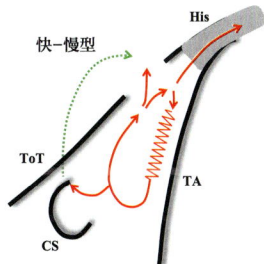

与慢旁路鉴别困难

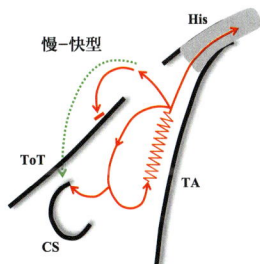

HA (Tachy) < HA (Vp)
相差10~15ms

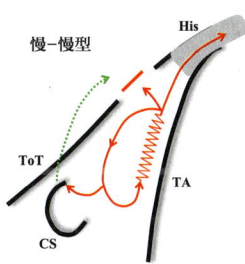

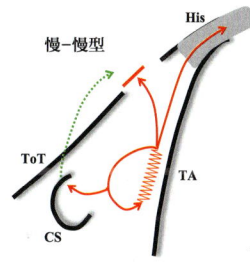

HA (Tachy) < HA (Vp)
Vp时明显长

CS，冠状窦；HA (Tachy)，心动过速 HA 间期；HA (Vp)，心室起搏 HA 间期；His，His 束；PJRT，持续性交界区反复性心动过速；TA，三尖瓣环；ToT，Todaro 腱。

心室拖带与His不应期RS2刺激

- 该患者为长RP心动过速，心动过速周长为365ms。
- 心室以350ms拖带，表现为假性VAAV反应，起搏后间期（PPI）为600ms，PPI-TCL差值为235ms（左图）。
- His不应期RS2刺激终止心动过速，提示心室参与心动过速（右图），确诊旁路参与的房室折返性心动过速。

快-慢型AVNRT与慢旁路参与的房室折返性心动过速鉴别

- 由于慢旁路逆传时间长且存在明显递减特性，传统PPI-TCL差值（115ms）不适用于慢旁路诊断。
- 两者的鉴别诊断依赖于对His不应期RS2刺激的反应（后者可终止或重整心动过速）。
- 如His不应期RS2刺激未能重整心动过速，并不能完全排除慢旁路参与的房室折返性心动过速。
- 在有稳定的长VA传导的情况下，His旁刺激可能是鉴别以上两种心动过速的唯一方法。

参考文献：Bennett MT, Leong-Sit P, Gula LJ, et al. Entrainment for distinguishing atypical atrioventricular node reentrant tachycardia from atrioventricular reentrant tachycardia over septal accessory pathways with long-RP tachycardia. Circ Arrhythm Electrophysiol, 2011, 4(4):506-509.

快–慢型AVNRT与慢旁路参与的房室折返性心动过速的鉴别

心室拖带 His不应期RS2刺激

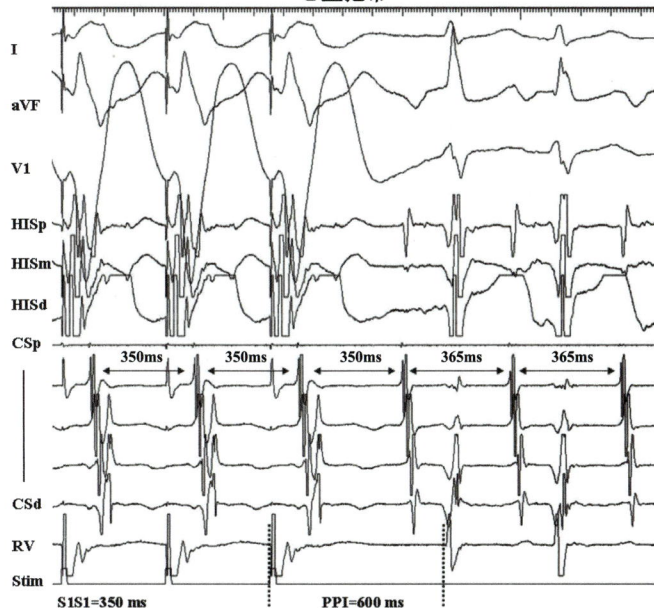

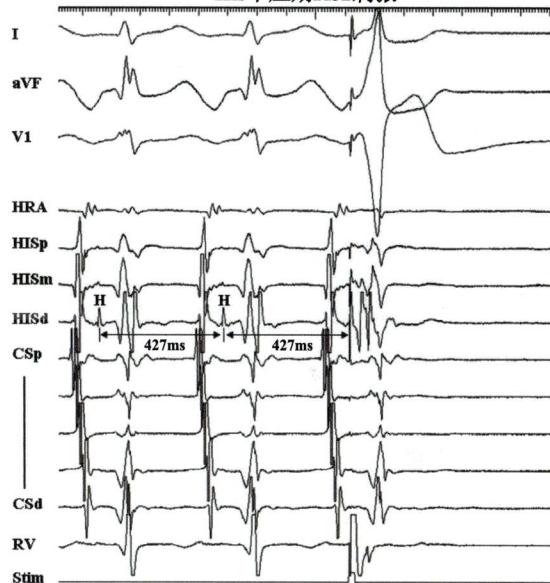

aVF，心电图导联之一；HISp，His束近端；HISm，His束中段；HISd，His束远端；CSp，冠状窦近端；CSd，冠状窦远端；RV，右心室；Stim，刺激通道。

拖带后反应

- 该患者为长 RP 心动过速，心动过速周长为 450~460ms。
- 左图：右心室心尖 430ms 拖带刺激，刺激终止后为真性 VAAV 反应，心室拖带最后两跳心房逆传顺序为前间隔早，但心动过速时后间隔早。

  诊断：房性心动过速?
- 右图：重复拖带刺激，刺激终止后为假性 VAAV 反应，心室拖带心房逆传激动顺序与心动过速心房激动顺序一致。

  诊断：快－慢型 AVNRT，还是慢旁路参与的房室折返性心动过速?

心室拖带的陷阱

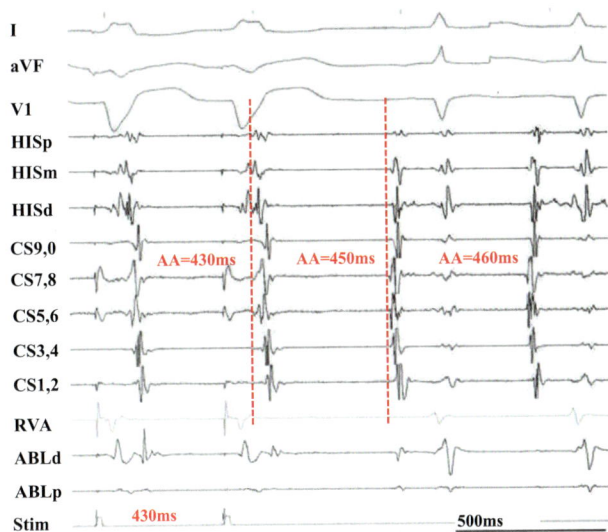

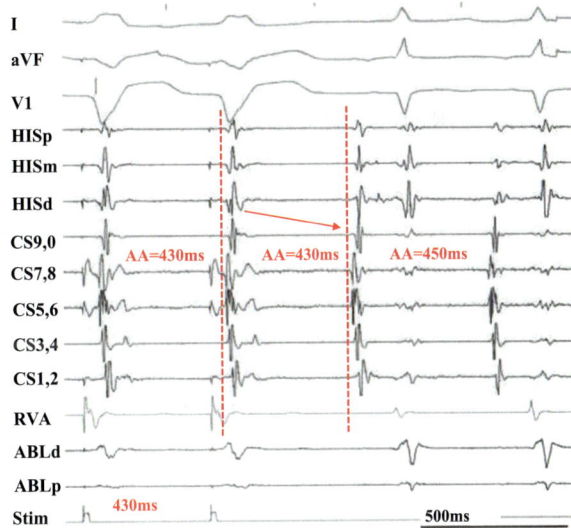

aVF，心电图导联之一；HISp，His 束近端；HISm，His 束中段；HISd，His 束远端；RVA，右心室心尖；ABLd，消融导管远端；ABLp，消融导管近端；Stim，刺激通道。

"真VAAV" 拖带起始部分

- 可见三种类型的A波顺序，图中，红线1为心动过速下（CS早），红线3、4为起搏下（前间隔早）；红线2介于两者之间。

- 第一跳心室起搏明显早于心动过速下His电位（"H"），导致下一跳A波（CS，红线2）延迟10ms，但该A波激动顺序介于心动过速与完全起搏之间。

- 红线2的A波应当是由第一跳心室刺激经慢径逆传和第二跳心室刺激经快径逆传融合所致。

- 红线3、4的A波为前间隔早，完全不同于心动过速，可考虑心室刺激经由快径逆传，而前述"真VAAV"是由逆传一拖二所致。

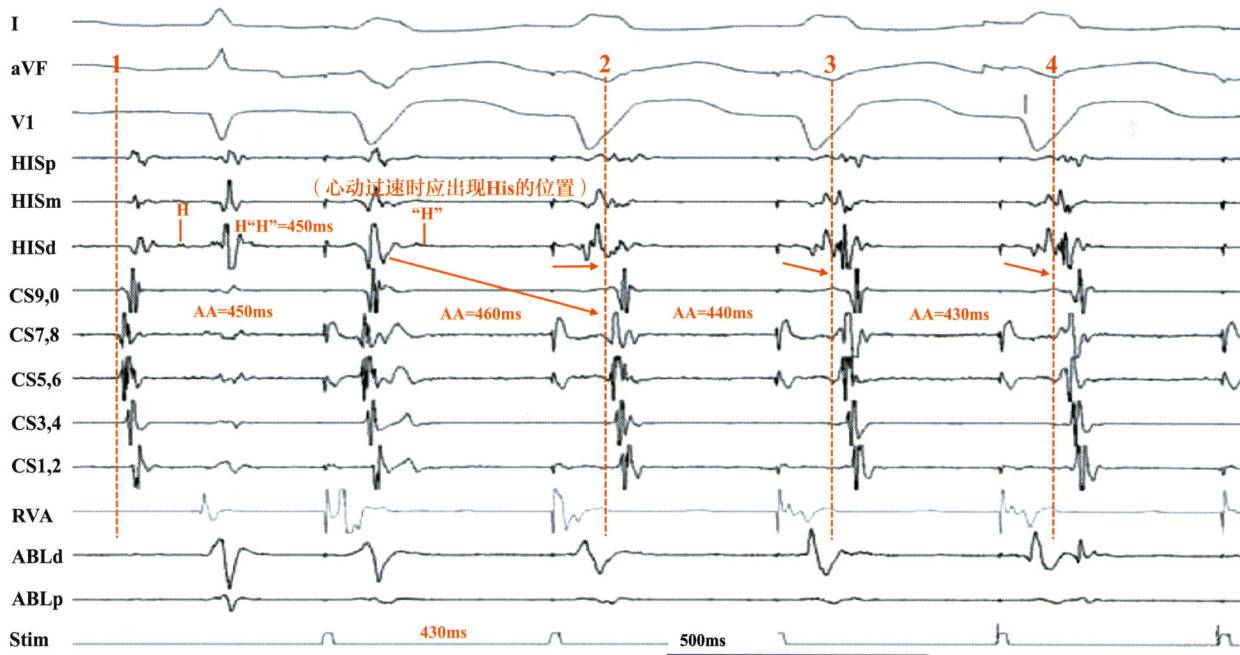

aVF，心电图导联之一；His，His束；HISp，His束近端；HISm，His束中段；HISd，His束远端；RVA，右心室心尖；ABLd，消融导管远端；ABLp，消融导管近端；Stim，刺激通道。

"假性VAAV"拖带起始部分

○ 心动过速及心室拖带过程中，A波顺序保持一致，均为后间隔早。

○ 第一跳心室刺激稍早于心动过速下His电位（"H"）。

○ 该跳刺激经慢径逆传导致下一跳A波提前10ms，第二跳刺激无法经由快径逆传夺获心房，继续经由慢径逆传，而后续刺激均如此，A波顺序与心动过速时的相同，起搏终止后，表现为"假性VAAV"。

○ 本病例通过RS2刺激不支持慢旁路介导的房室折返性心动过速，且慢径区消融后不再诱发。

心室拖带的陷阱——"假性VAAV"拖带起始部分

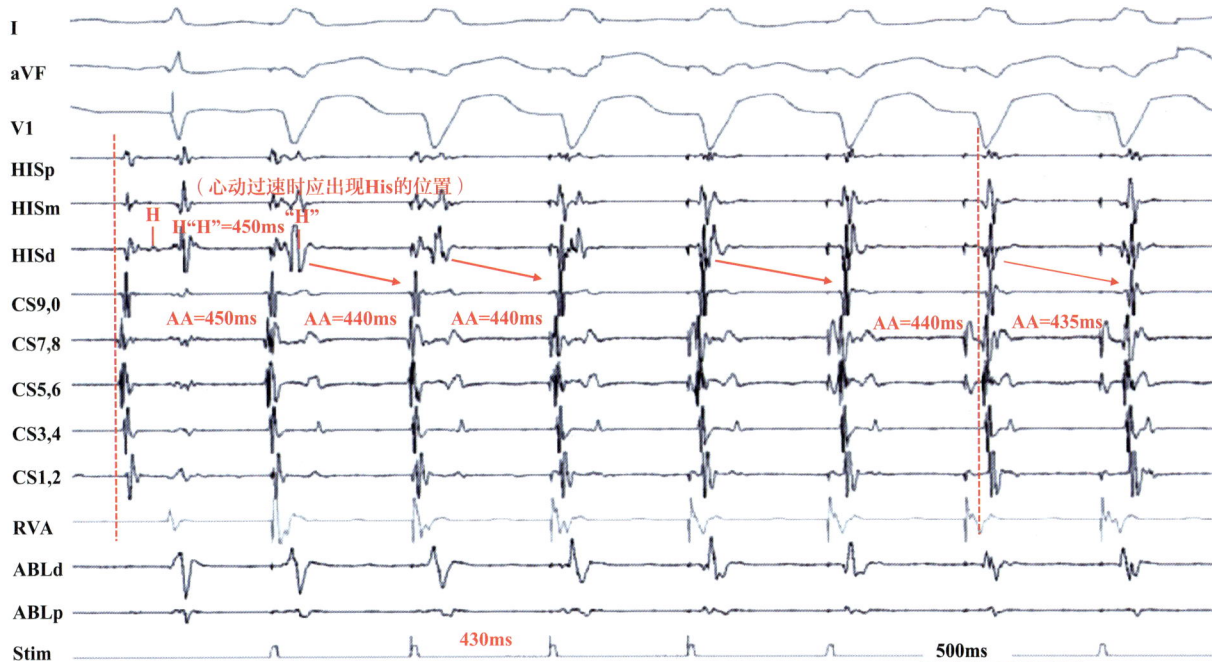

aVF，心电图导联之一；His，His束；HISp，His束近端；HISm，His束中段；HISd，His束远端；RVA，右心室心尖；ABLd，消融导管远端；ABLp，消融导管近端；Stim，刺激通道。

His束旁刺激夺获了什么?

○ His束及近端、中段传导束与心室肌间绝缘，单纯夺获心室肌时，激动先传导至心尖部（右上图），后由右束支逆传至His束，激动心房（右下图）。

○ 刺激单纯夺获心室（第四跳）：QRS波明显宽，下壁导联直立，His束近端刺激后即为局部心室电位，随后出现His电位，VA间期明显延长，A波激动顺序为前间隔最早（左图）。

○ 刺激同时夺获心室与His束（第二跳）：QRS波稍宽（介于窦性心律与仅夺获心室之间），VA间期缩短，A波激动顺序相同（左图）。

○ 刺激单纯夺获His束（第三跳）：QRS波窄，VA间期与第二跳的一致，A波激动顺序相同（左图）。

○ 刺激同时夺获心房与His束（第一跳）：QRS波窄，A波明显提前，且其顺序与其余三跳的不同（左图）。

○ 以上刺激变化为His束旁刺激经由房室结快径路逆传的典型表现。

His 束旁刺激

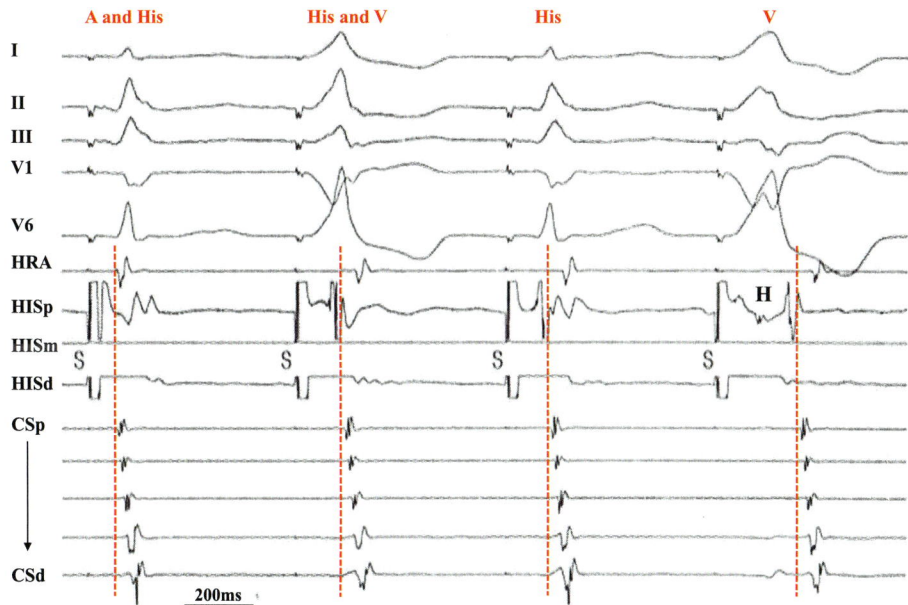

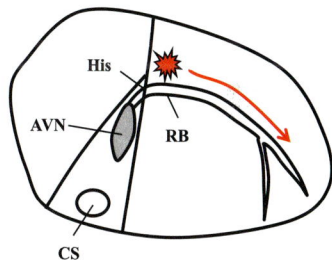

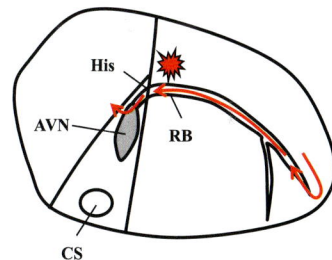

HRA，高位右房；HISp，His 束近端；HISm，His 束中段；HISd，His 束远端；CSp，冠状窦近端；CSd，冠状窦远端；AVN，房室结；CS，冠状窦；His，His 束；RB，右束支。

房室结逆传：His束旁及右心室心尖部刺激

- 右心室心尖部刺激（左上图和下图）：心电图下壁导联为负向，激动经右束支逆传His束，同时沿心肌逆传激动心底部，因希浦系统传导速度快于心肌，故His电极上His电位早于局部心室肌电位。

- His束旁刺激未夺获His束（右上图第1跳和下图）：心电图下壁导联为正向，由于His束与心肌间绝缘，激动经心肌由基底部至心尖，再由右束支逆传夺获His束，因此His电极上His电位晚于局部心室肌电位，且VA间期长于右室心尖部刺激时VA间期。

- His束旁刺激同时夺获心室肌及His束（右上图第2跳和下图）：QRS波变窄，激动经由His束快速逆传至心房，VA间期缩短。

- 上述刺激中，A波均在冠状窦近端激动最早，由此证实VA逆传经房室结慢径。

- 在临床电生理检查实践中，需警惕在比较右心室心尖与右心室基底部刺激时，因为后者夺获His束而使VA间期缩短，误诊间隔部旁路。

右室心尖部及 His 束旁刺激

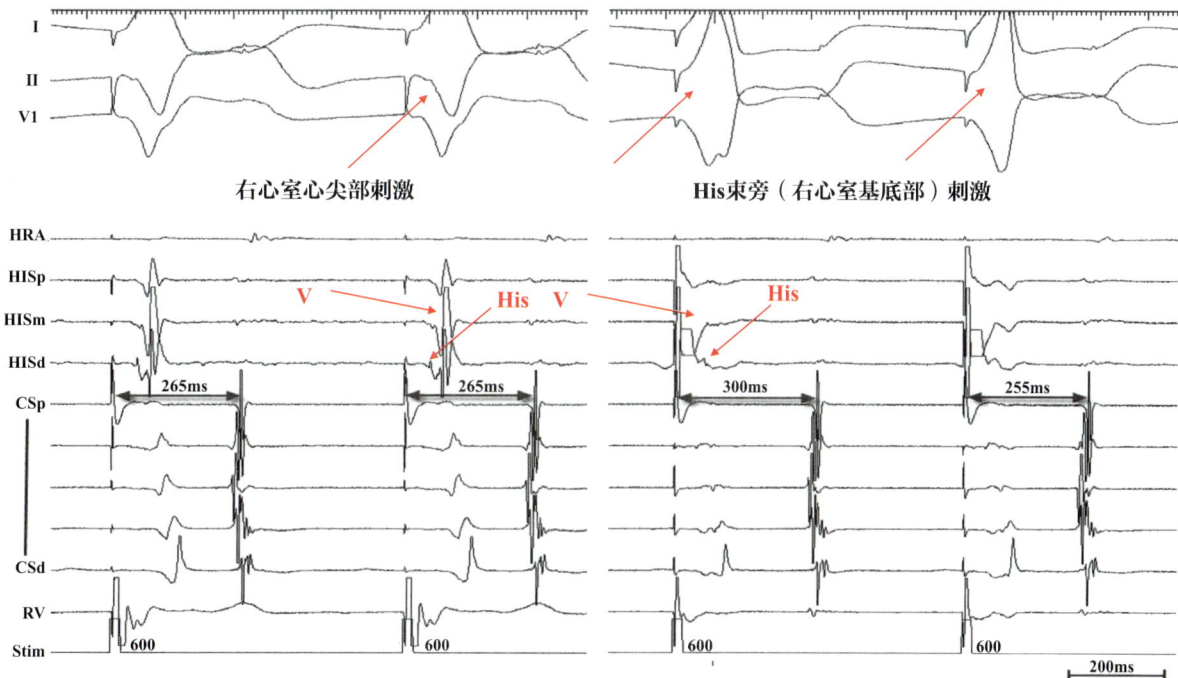

右心室心尖部刺激　　　　　　　His束旁（右心室基底部）刺激

HRA，高位右房；HISp，His 束近端；HISm，His 束中段；HISd，His 束远端；CSp，冠状窦近端；CSd，冠状窦远端；RV，右心室；Stim，刺激通道；His，His 束。

心室 RS2 刺激与刺激部位

- 对于右侧前间隔旁路患者，在心动过速情况下，不同部位行 His 不应期心室刺激。
- 心尖部发放略早于 His 电位的 RS2 刺激，但未影响下一个 A 波（左图）。
- 右心室基底部发放略晚于 His 电位的 RS2 刺激，明显提前下一个 A 波（右图）。
- RS2 刺激的位置对于鉴别诊断非常重要，心尖部距离旁路过远，导致心尖部 RS2 刺激难以重整心动过速。
- 心室 RS2 刺激鉴别诊断旁路时，应遵循接近旁路位置起搏的原则，因此应避免在心尖部进行 RS2 刺激。

心室 RS2 刺激与刺激部位

右心室心尖部刺激

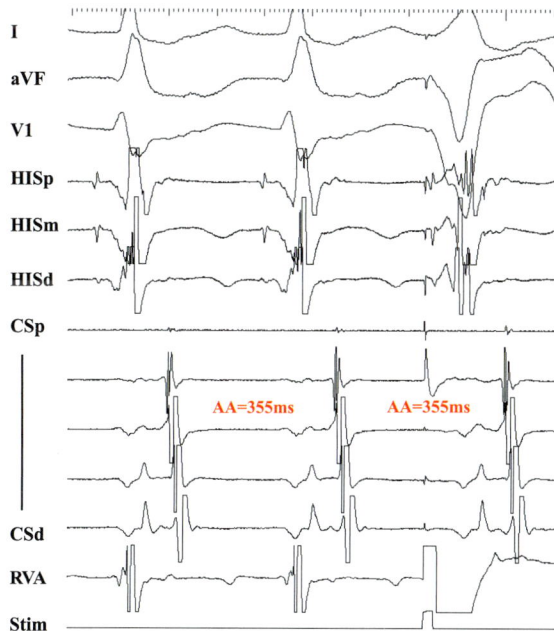

I
aVF
V1
HISp
HISm
HISd
CSp

AA=355ms   AA=355ms

CSd
RVA
Stim

右心室基底部（His束旁）起搏

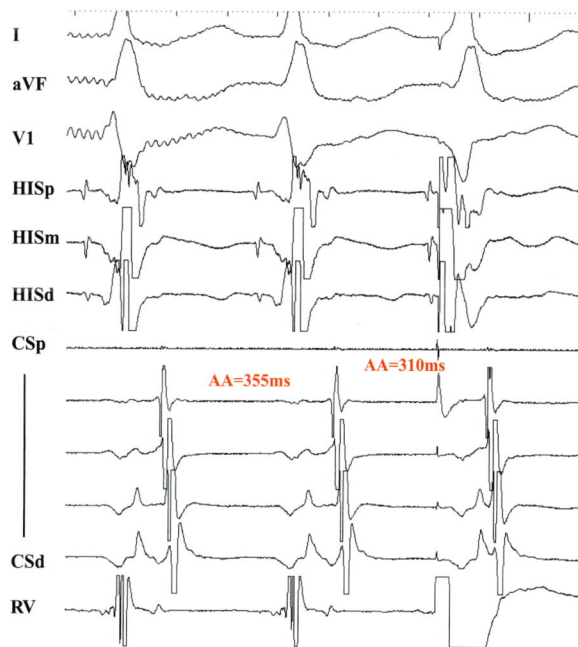

I
aVF
V1
HISp
HISm
HISd
CSp

AA=355ms   AA=310ms

CSd
RV

aVF，心电图导联之一；HISp，His 束近端；HISm，His 束中段；HISd，His 束远端；RVA，右心室心尖；RV，右心室；Stim，刺激通道。

右心室刺激发放位置：心尖与基底部

- 对于同一患者，进行窦性心律下心室刺激。
- 心尖部刺激（左图），His束很快经由右束支被逆行激动，难以区分经房室结快径逆传或前间隔旁路逆传。
- 基底部刺激（中图），未直接夺获His束，His延迟出现，此时A波由旁路逆传，与His同步出现。
- 夺获与未夺获His束相比（右图），VA间期与A波顺序无变化，可证实旁路逆传。

房室结的电生理特征及相关心律失常疾病

右心室刺激发放位置：心尖与基底部

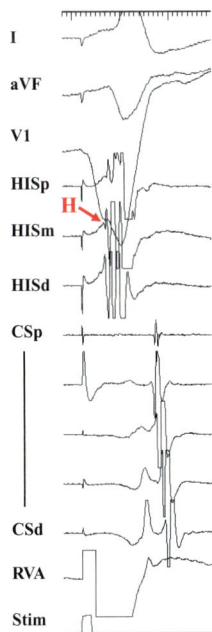

右室心尖部刺激   右室基底部（His束旁）起搏

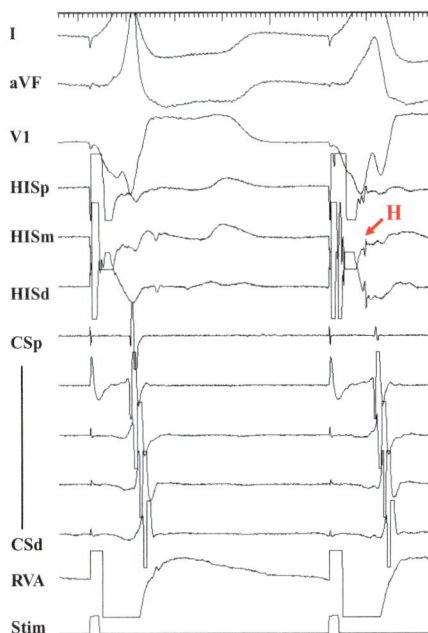

aVF，心电图导联之一；HISp，His束近端；HISm，His束中段；HISd，His束远端；RVA，右心室心尖；CSp，冠状窦近端；CSd，冠状窦远端；RVA，右心室心尖；Stim，刺激通道。

His束旁刺激

○ 术前心室S2刺激心房逆传顺序与S1刺激时的不一致（左图），在心动过速情况下，可证实为后间隔隐匿性旁路。

○ 旁路射频消融成功后，心动过速不能诱发，心室S2刺激时心房逆传延迟，心房逆传顺序仍为后间隔早（右图）。

○ 诊断为房室结慢径，还是旁路受损后传导延迟？ His束旁刺激是否有助于鉴别诊断？

His束旁刺激

消融前

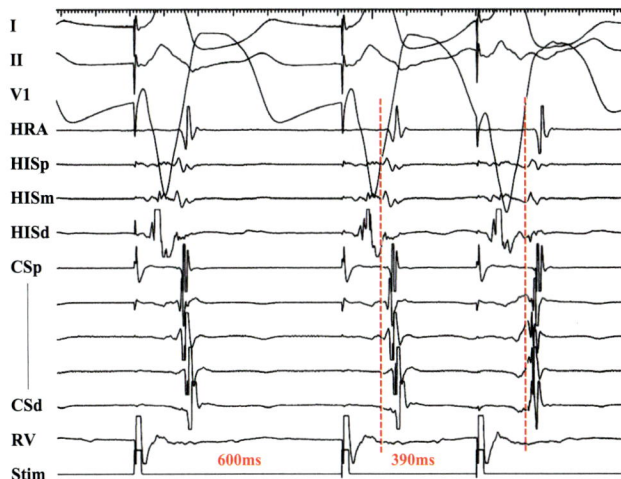

消融后

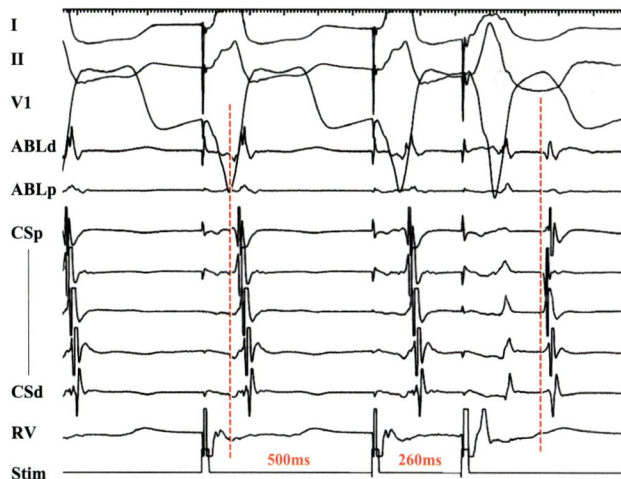

aVF，心电图导联之一；HISp，His束近端；HISm，His束中段；HISd，His束远端；RVA，右心室心尖；CSp，冠状窦近端；CSd，冠状窦远端；RV，右心室；Stim，刺激通道。

His束旁刺激后反应解读

- 以较快频率（340ms）起搏右心室基底部（His束旁），前两跳VA时限及A波顺序与消融后心室S2刺激时的一致。
- 第3跳心室起搏QRS波较窄（夺获His束和心室），逆传脱落，原因为提前His束后进入房室结逆传不应期。
- 第4跳心室起搏仅夺获心室，心房顺序较前不一致，VA间期缩短，起因于前一跳逆传脱落，允许快径逆传。
- 第5跳心室起搏QRS波较窄（夺获His束和心室），逆传A波顺序与第1、2跳的一致，但VA明显缩短，由此确认该逆传顺序为房室结慢径逆传，该跳能够逆传归因于快径（前间隔出口）仍处于不应期（第4跳经快径逆传），激动从后间隔出口激动心房。

His束旁刺激

窄QRS

窄QRS

340ms

ABLp，消融导管近端；CSp，冠状窦近端；CSd，冠状窦远端；RV，右心室；Stim，刺激通道。

心动过速特征

○ 该患者前两跳为窦性心律（周长550ms）。

○ 随后出现心动过速（周长540ms），心动过速HV与窦性心律下的相似，顺序为HAV，前间隔A波早。

○ 考虑是AVNRT，还是交界性心动过速？

慢－快型 AVNRT 与交界性心动过速

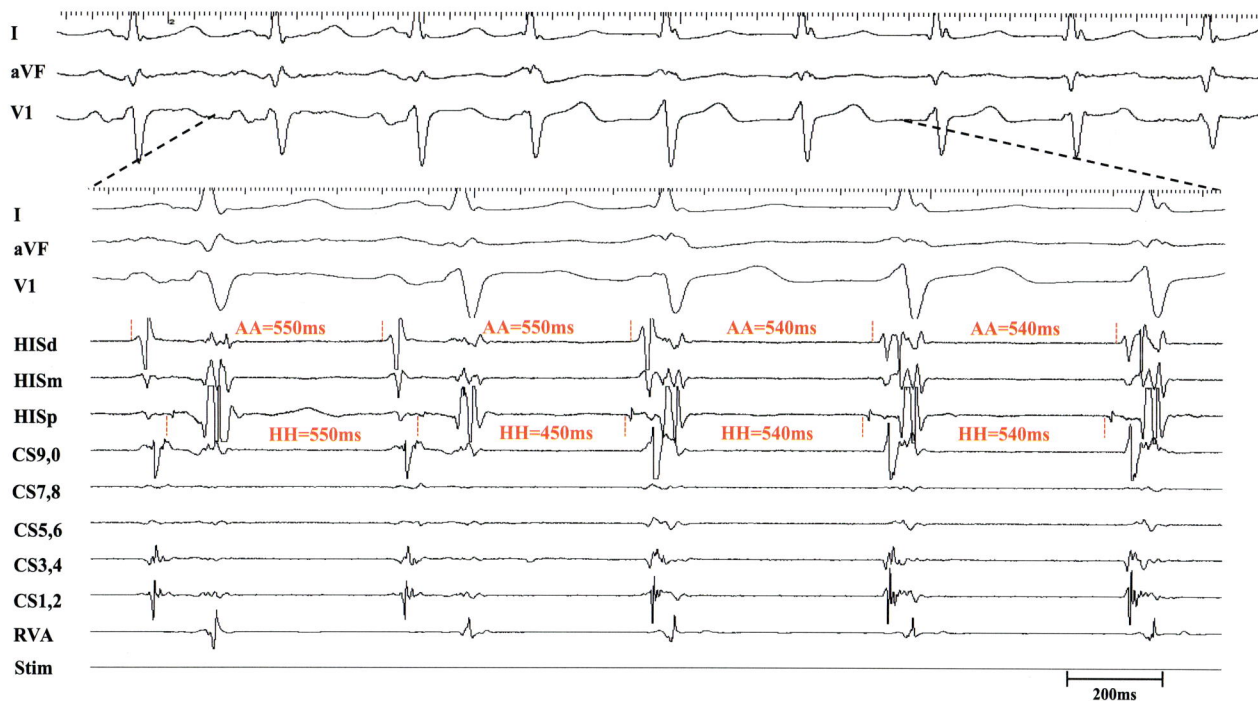

AA=550ms AA=550ms AA=540ms AA=540ms

HH=550ms HH=450ms HH=540ms HH=540ms

200ms

aVF，心电图导联之一；HISd，His 束远端；HISm，His 束中段；HISp，His 束近端；RVA，右心室心尖；Stim，刺激通道。

慢-快型AVNRT与交界性心动过速鉴别诊断

- 早发心房刺激（左图）：激动经快径前传提前H电位，若为慢-快型AVNRT，快径被前传夺获，心动过速应当终止。该例未终止，可诊断为交界性心动过速？
- 晚发心房刺激（右图）：该刺激在His束不应期（HH间期不变），经慢径前传重整心动过速，因此房室结前传慢径参与心动过速，可诊断为慢-快型AVNRT？

该例患者特征

- 该矛盾现象出现的主要原因可能在于：①如为AVNRT，早发心房刺激在快径前传时，同时可由慢径前传再诱发心动过速（一拖二现象）；②如为交界性心动过速但同时存慢径逆传阻滞（近His束侧），但慢径仍可前传，则His不应期房早亦可经由慢径前传重整心动过速，两者难以区分。
- 该患者在慢径区消融后心动过速不再诱发，但交界性心动过速也可起源于该区域，两者难以鉴别。

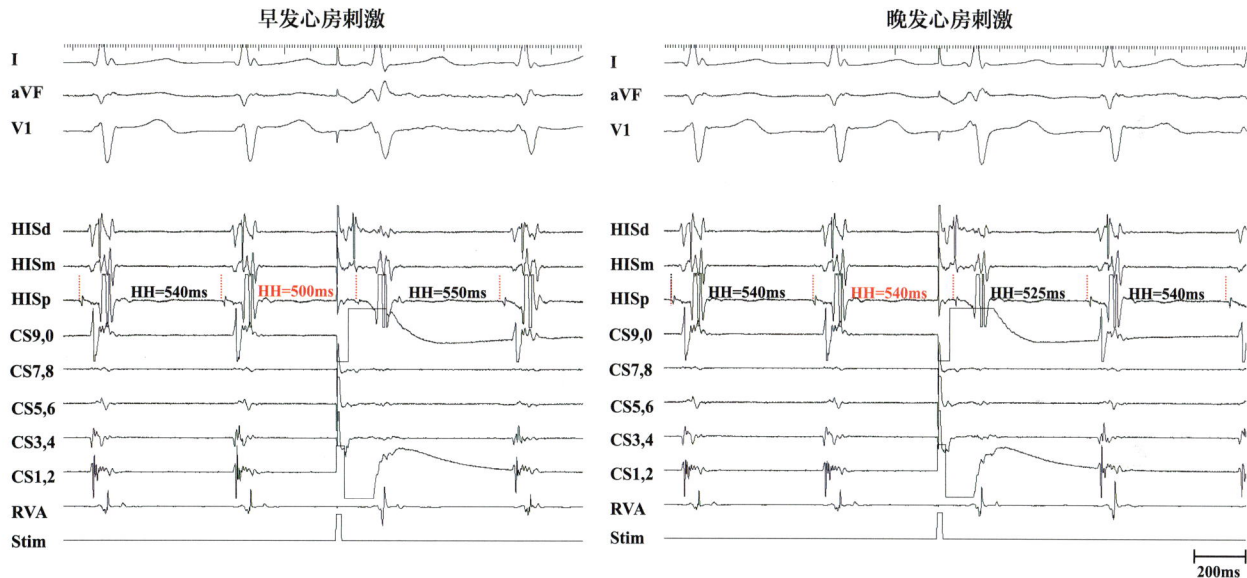

早发心房刺激

晚发心房刺激

aVF，心电图导联之一；HISd，His 束远端；HISm，His 束中段；HISp，His 束近端；RVA，右心室心尖；Stim，刺激通道。

AVNRT 伴左心室特发性室速

- 在窦性心律下呈现完全性右束支阻滞形态，HV 间期为 40ms。
- 在心动过速情况下，周长为 325ms，HV 为 −15ms，心电图显示为典型的左后分支室速，早发的心室 RS2 刺激终止心动过速。

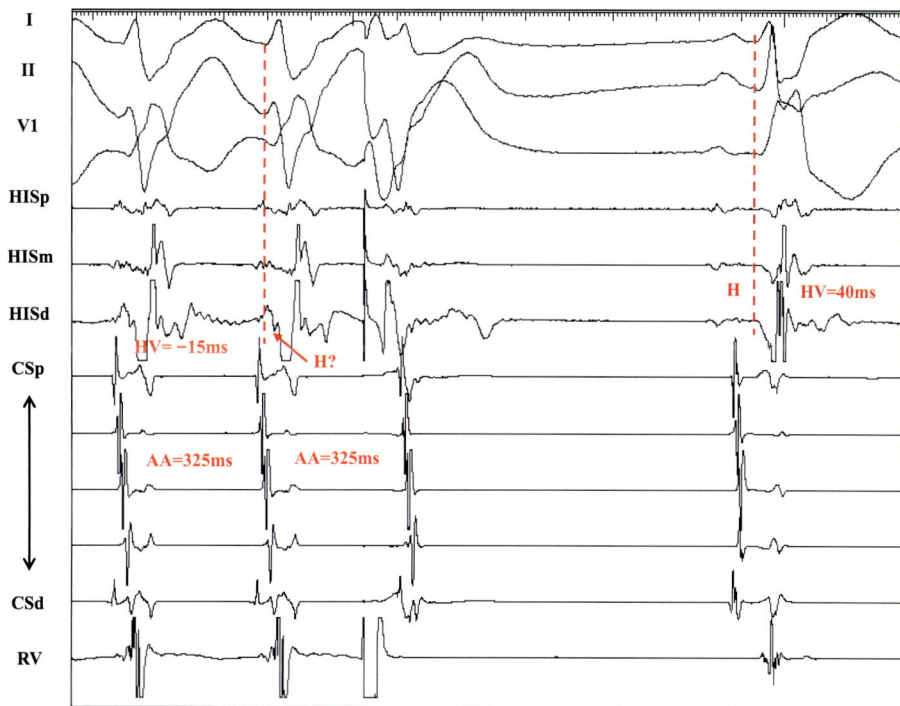

aVF，心电图导联之一；HISp，His 束近端；HISm，His 束中段；HISd，His 束远端；CSp，冠状窦近端；CSd，冠状窦远端；RV，右心室。

AVNRT 伴左心室特发性室速

○ 在心动过速情况下，发放早发心室RS2刺激终止室性心动过速，同时A波被提前10ms，室上性心动过速继续，HV间期变为40ms，与窦性心律下的一致（由此可诊断为快－慢型AVNRT，或慢旁路相关的房室折返性心动过速？）。

○ 由于早发心室RS2刺激提前A波，且A波激动顺序与心动过速情况下的一致，所以可排除房速。

AVNRT 伴左室特发性室速

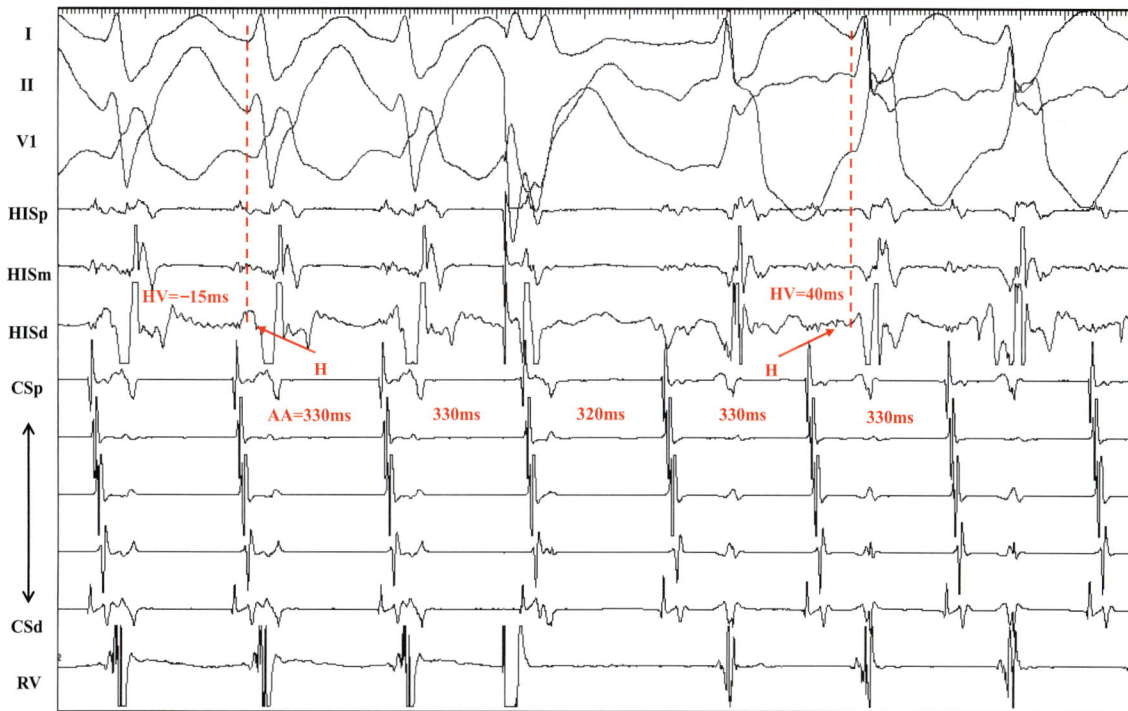

aVF，心电图导联之一；HISp，His 束近端；HISm，His 束中段；HISd，His 束远端；CSp，冠状窦近端；CSd，冠状窦远端；RV，右心室。

AVNRT 伴左心室特发性室速

o 在心动过速的情况下，早发心室RS2刺激未影响A波，但延迟了下一跳V波且重整室速（左图）。

o 证实在心房与心室侧分别有两种互不影响的心动过速同时发生，因此将该病例诊断为左后分支型室速与快-慢型AVNRT共存（右图）。

AVNRT 伴左心室特发性室速

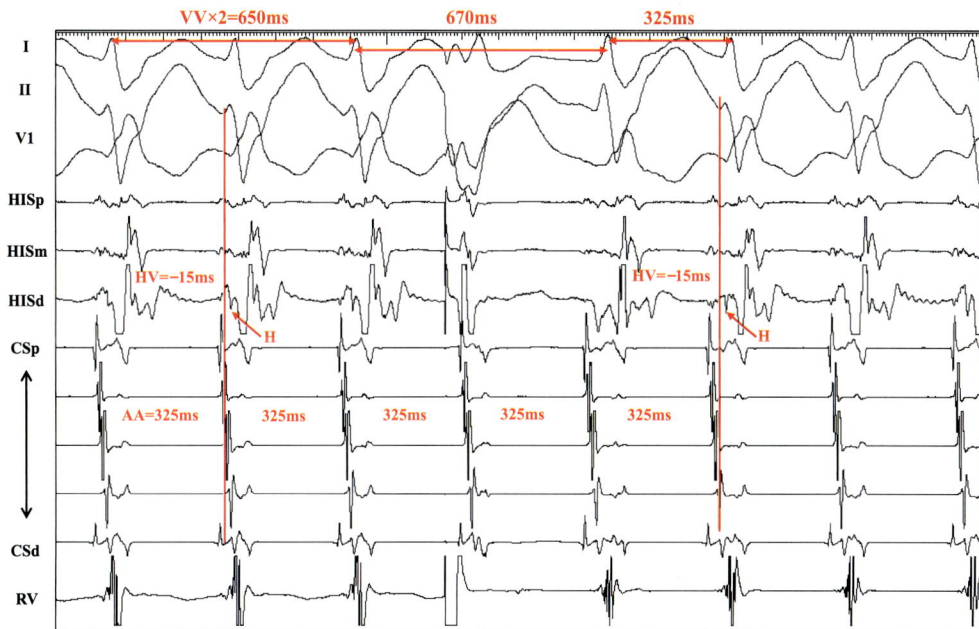

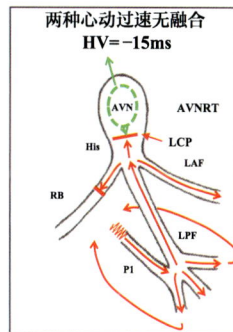

HISp, His 束近端; HISm, His 束中段; HISd, His 束远端; CSp, 冠状窦近端; CSd, 冠状窦远端; RV, 右心室; AVN, 房室结; CS, 冠状窦; HIS, His 束; LAF, 左前分支; LCP, 下部共径; LPF, 左后分支; RB, 右束支; RV, 右心室。

AVNRT伴左心室特发性室速

○ 后三跳为室上性心动过速，HV间期为40ms（左图）。

○ 尽管心动过速周长未见明显变化，但前四跳HV间期波动于20~30ms，QRS波形状与后三跳的不一致（左图）。

○ 在心室早发RS2刺激后，左心室特发性室速终止，室上性心动过速持续。

○ 前四跳为两种心动过速共存，QRS波表现为两种心动过速的融合波（右图）。

AVNRT伴左心室特发性室速

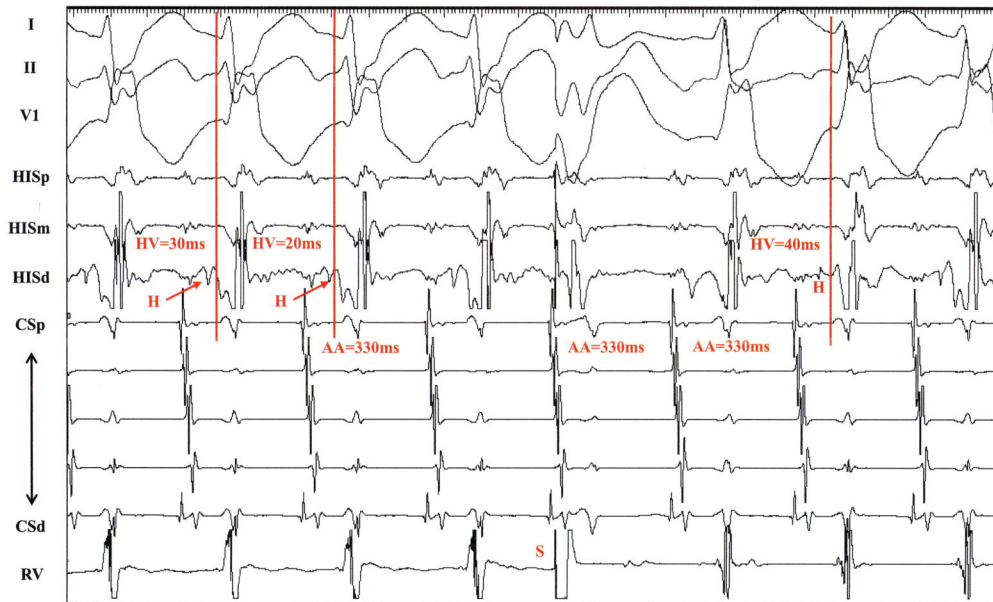

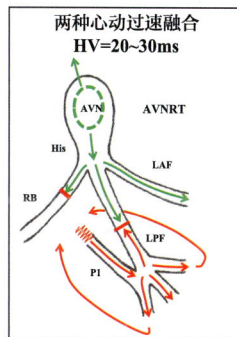

HISp, His束近端；HISm, His束中段；HISd, His束远端；CSp, 冠状窦近端；CSd, 冠状窦远端；RV, 右心室；AVN, 房室结；CS, 冠状窦；His, His束；LAF, 左前分支；LPF, 左后分支；RB, 右束支。

心动过速诱发

- 近端束支（"高位间隔"）相关的室性心动过速易与AVNRT混淆。
- 如图所示，心房S2刺激后诱发心动过速，QRS形态变化，但HV间期仍为70ms，与S1刺激时HV间期相近。
- 如图所示，对于该患者，尚不能完全排除慢−快型AVNRT，其可能的诱发机制为房室结前传的"一拖二"现象。

右束支近端（"Upper Septal"/"高位间隔"）室性心动过速

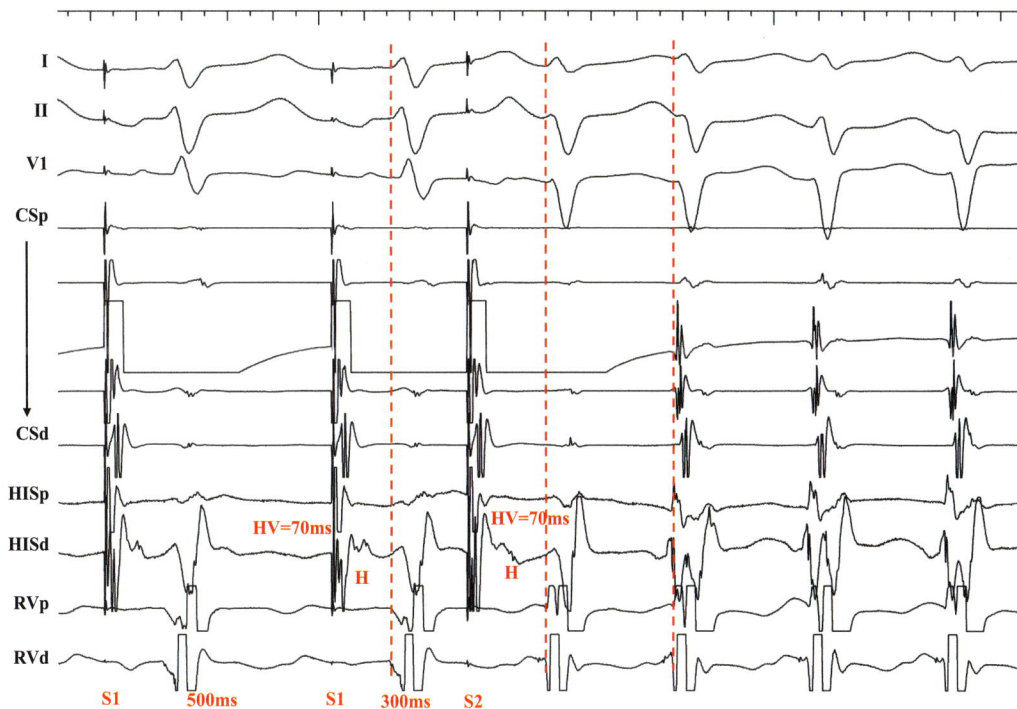

CSp，冠状窦近端；CSd，冠状窦远端；HISp，His 束近端；HISd，His 束远端；RVp，右心室近端；RVd，右心室远端。

心动过速诱发

○ His束不应期RS2终止心动过速，提示心室参与心动过速（左图）。

○ 在心动过速情况下，QRS波宽度为70ms，V1导联较窦性心律S波更深，HV间期为50ms；在窦性心律下，QRS波宽度为70ms，HV间期为70ms（左图）。

○ 可考虑该心动过速为右束支相关的室性心动过速。

心动过速机制

○ 可考虑右束支近端存在一个短分支，该分支与心室连接点存在缓慢传导（右图中的左上图）。

○ 心房S2刺激时，该分支近端阻滞，激动沿右束支下传，至近端缓慢传导区，逆传恢复（右图中的右上图）。

○ 右束支（前传）、近端短分支及缓慢传导区（逆传）、心室肌共同组成心动过速折返环路；HV间期缩短为50ms，QRS波形态与心房S2刺激时的一致（右图中的下图）。

○ 比较心动过速及窦性心律的HV间期对于心律失常的诊断至关重要。

右束支近端（"Upper Septal"/"高位间隔"）室性心动过速

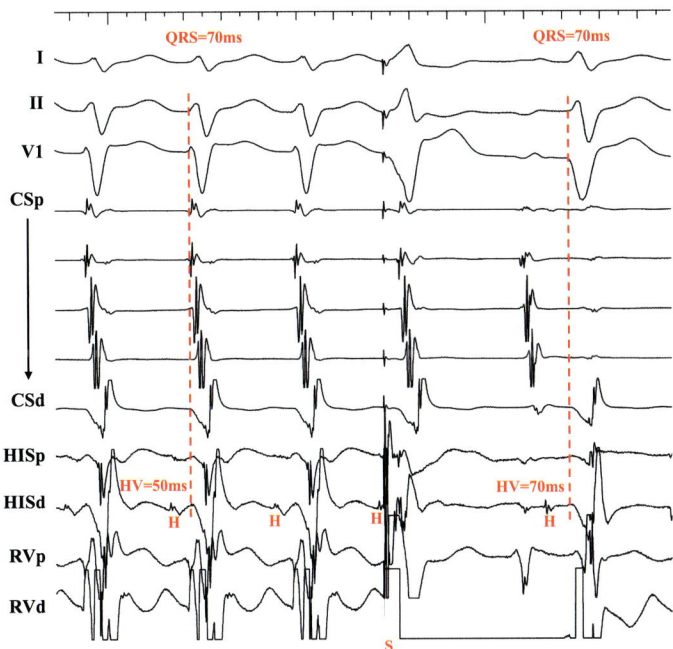

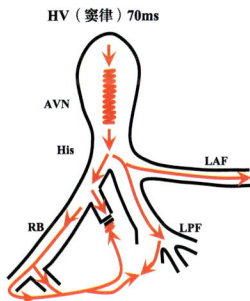

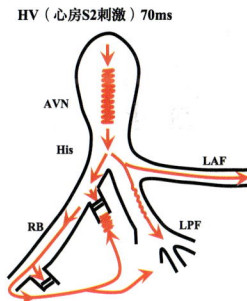

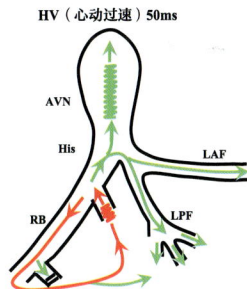

CSp，冠状窦近端；CSd，冠状窦远端；HISp，His 束近端；HISd，His 束远端；RVp，右心室近端；RVd，右心室远端；AVN，房室结；CS，冠状窦；HIS，His 束；LAF，左前分支；LPF，左后分支；RB，右束支。

射频消融

○ 术中误诊为慢－快型AVNRT，慢径区域多点消融，仍可诱发心动过速。

○ 消融导管放置于近前间隔（右图），电极远端未记录到A波，心动过速不再诱发；在该部位消融，可出现与心动过速相同QRS波形态的自律性心律（左图）。

○ 根据在窦性心律下HV间期（70ms）及心动过速下的HV间期（50ms），推测在心动过速情况下最早的RB-V间期为60ms，与该部位接近。

右束支（"Upper Septal"／"高位间隔"）近端室性心动过速

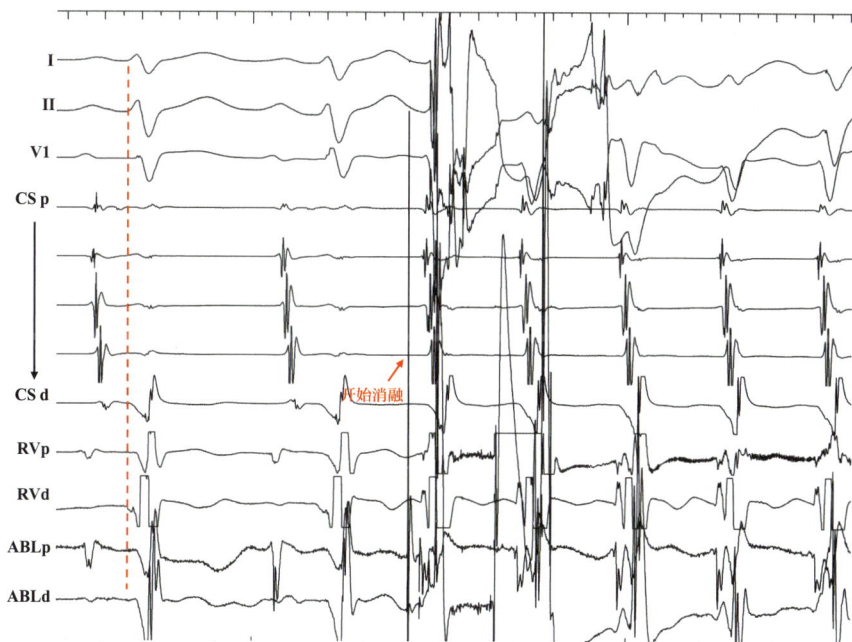

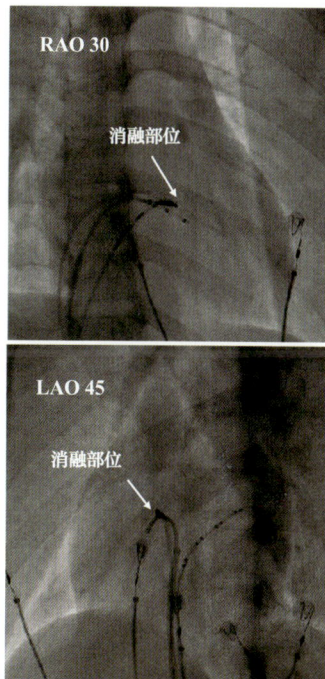

CSp，冠状窦近端；CSd，冠状窦远端；RVp，右心室近端；RVd，右心室远端；ABLp，消融导管近端；ABLd，消融导管远端；LAO，左前斜；RAO，右前斜。

心电图变化

○ 如图所示，消融后与消融前窦性心律下心电图无明显变化，由此可见消融后无右束支阻滞。

○ 患者术后随访未见复发。

右束支近端 [“Upper Septal”（高位间隔）] 室性心动过速

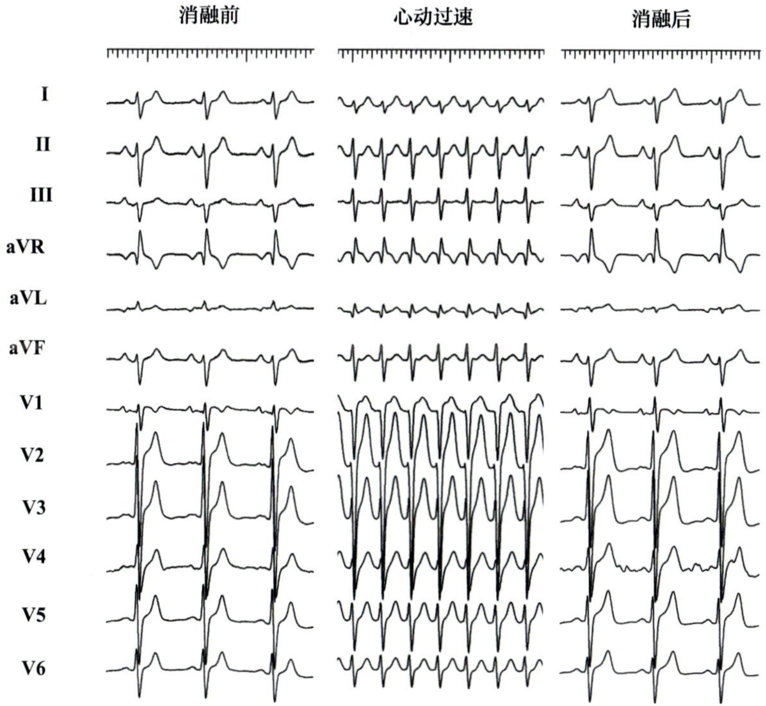
消融前
心动过速
消融后
I
II
III
aVR
aVL
aVF
V1
V2
V3
V4
V5
V6

aVR，aVL，aVF 是三种加压单极肢体导联。

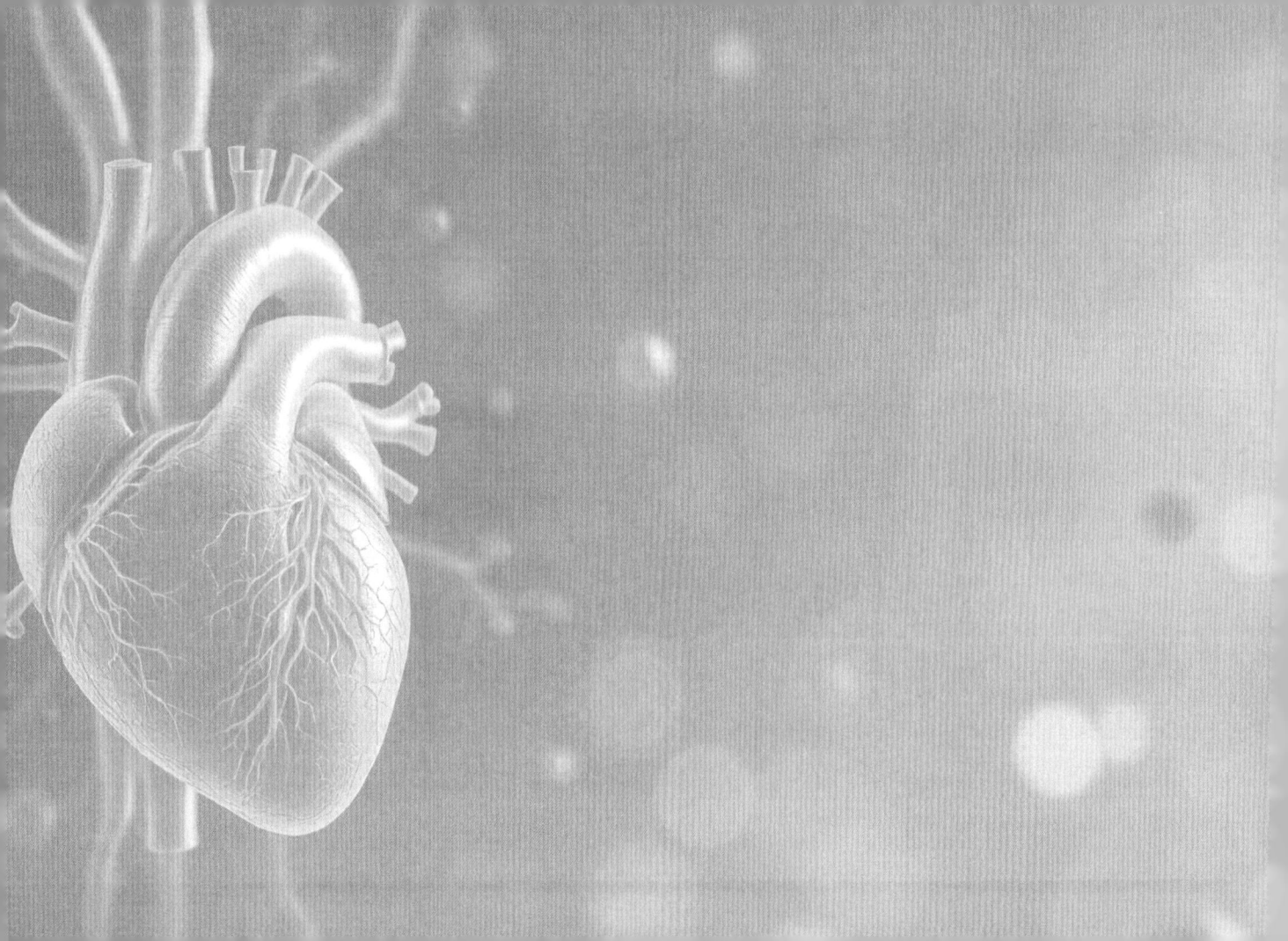

4

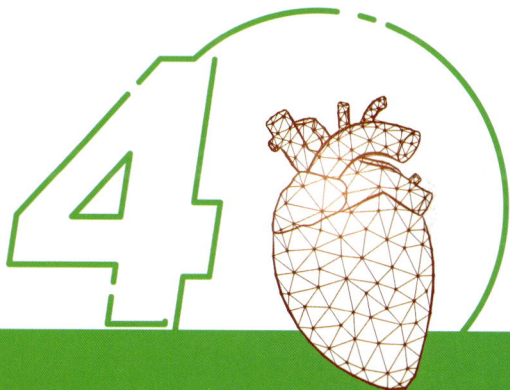

房室结相关特殊类型心律失常

病例 1

- ○ 患者既往诊断为房颤并多次消融，但症状仍然存在，活动后减轻。
- ○ 动态心电图提示：房早、室早、室上性心动过速（上图），可诊断为短阵房颤？
- ○ 心率较慢时（PP间期为 860ms，中图），期前收缩（早搏）较多；心率较快时（PP间期为 750ms，下图），早搏减少。

病例 1

病史

- 36岁，男性，反复心悸一年余。

- 既往两次肺静脉隔离史与一次三尖瓣峡部消融史。

- 仍有心悸症状，活动后减轻。

- LVEF：45%~50%（既往67%）。

- 动态心电图提示房性期前收缩、室性期前收缩、室上性心动过速，可诊断为短阵房颤？

- 无法耐受β受体阻滞剂及抗心律失常药物。

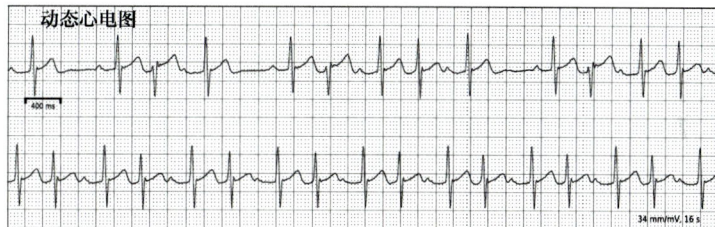

PP (SR) = 860ms

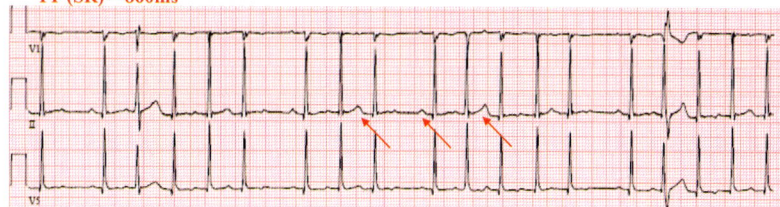

PP (SR) = 750ms

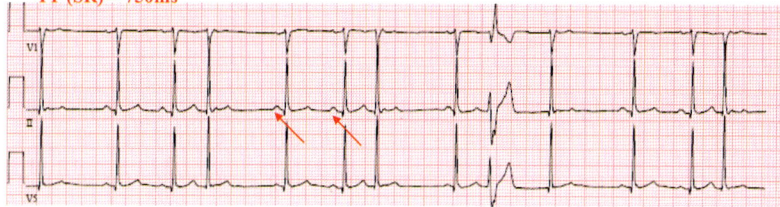

LVEF，左室射血分数；SR，窦性心律。

病例1

○ 上图：在基线情况下，窦性心律AA间期为920ms，AH间期为110ms，HV间期为40ms，早搏下HV间期为118ms，QRS波表现为左束支传导阻滞形态，考虑前一跳A波"一拖二"经慢径下传，AH2间期为480ms。

○ 下图：开始静滴异丙肾上腺素后，窦性心律AA间期缩短为740ms，AH间期缩短为80ms，HV间期仍为40ms，早搏下His束为顺向激动，HV间期与QRS波形态与窦性心律下的一致，仍考虑前一跳A波"一拖二"经慢径下传，但AH2间期较用异丙肾上腺素前延长为600ms。

病例 1

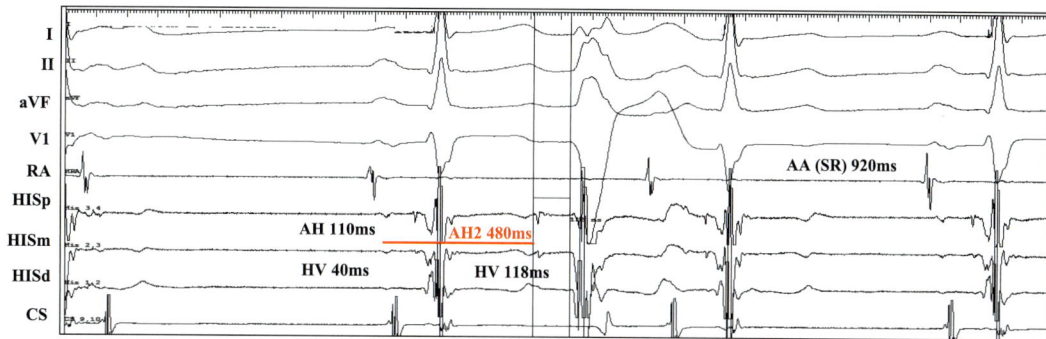

基线

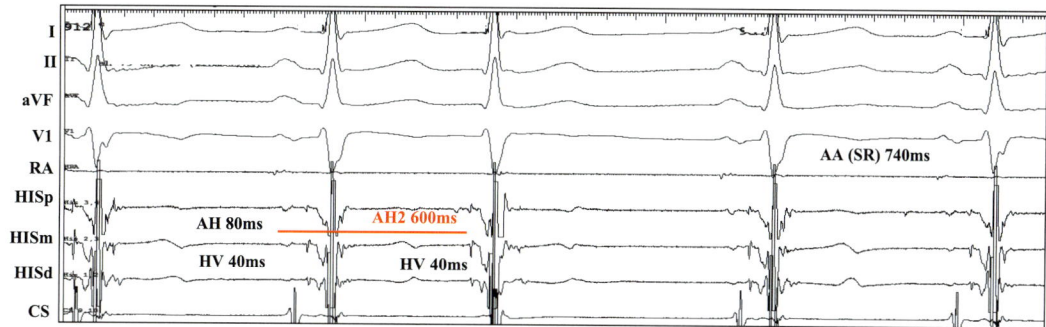

静滴异丙肾上腺素

aVF，心电图导联之一；HISp，His 束近端；HISm，His 束中段；HISd，His 束远端；RA，右心房；CS，冠状窦；SR，窦性心律。

病例 1

○ 继续静滴异丙肾上腺素，窦性心律 AA 间期进一步缩短为 700ms，AH 间期为 80ms，"一拖二"现象消失（上图）。

机制

○ 在正常情况下，窦性心律经快径前传，并逆向激动慢径，导致慢径无法前传（下图左上图）。

○ 该患者单次心房激动同时由快径及慢径前传，原因在于快径前传时，慢径近 His 束侧逆传阻滞，致使慢径前传至该区域时不应期恢复，能够使激动通过并前传激动 His 束（下图右 3 图）。

○ 静滴异丙肾上腺素，快径前传加快（AH 间期缩短），逆传激动慢径阻滞区下移，导致经慢径前传时间延长（AH2 延长）（下图右 2 图）。

○ 继续静滴异丙肾上腺素，快径前传进一步改善，并逆传激动更多慢径部分，导致慢径无法前传（下图右 1 图）。

○ 患者活动后慢径前传（早搏）减少，症状减轻。

病例 1

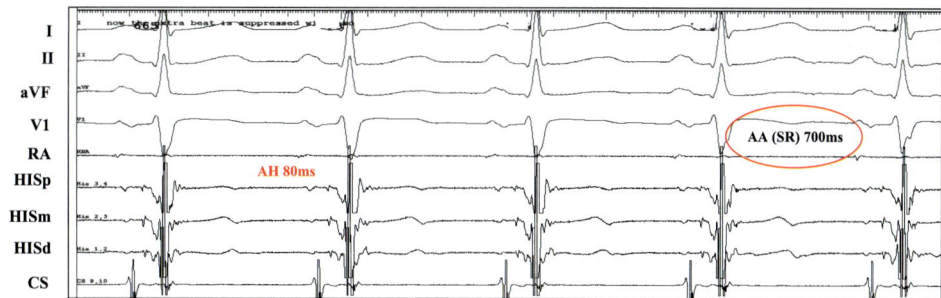

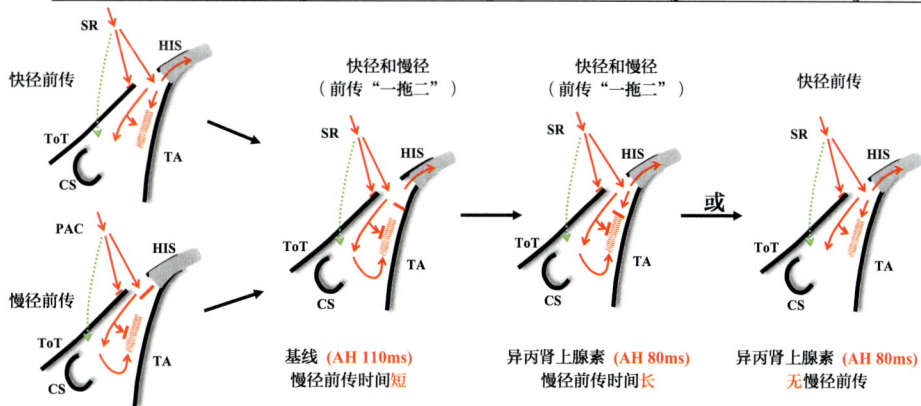

aVF，心电图导联之一；RA，右心房；HISp，His 束近端；HISm，His 束中段；HISd，His 束远端；CS，冠状窦。

病例 1——消融策略

- 于慢径区多点消融，慢径前传消失。

病例总结

- 心电图房室结前传"一拖二"现象容易误诊为早搏、房速、房颤等。
- 该患者在运动时症状减轻，电生理特征表现为：在基线情况下房室结无逆传，静滴异丙肾上腺素时 AH2 较基线时的延长。
- 消融时，需彻底消除房室结慢径前传，在大多数情况下需行慢径区域多部位多点消融。

病例 1

I   aVR   V1   V4

II   aVL   V2   V5

III   aVF   V3   V6

V1

II

V5

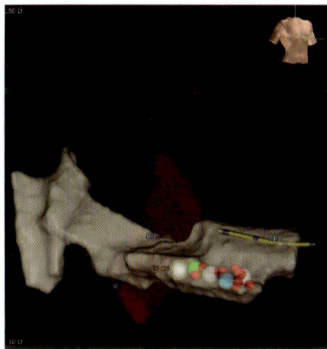

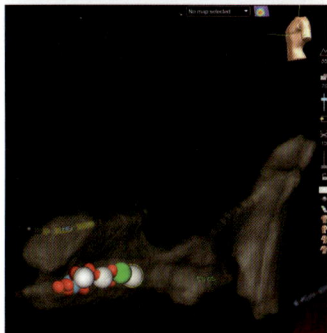

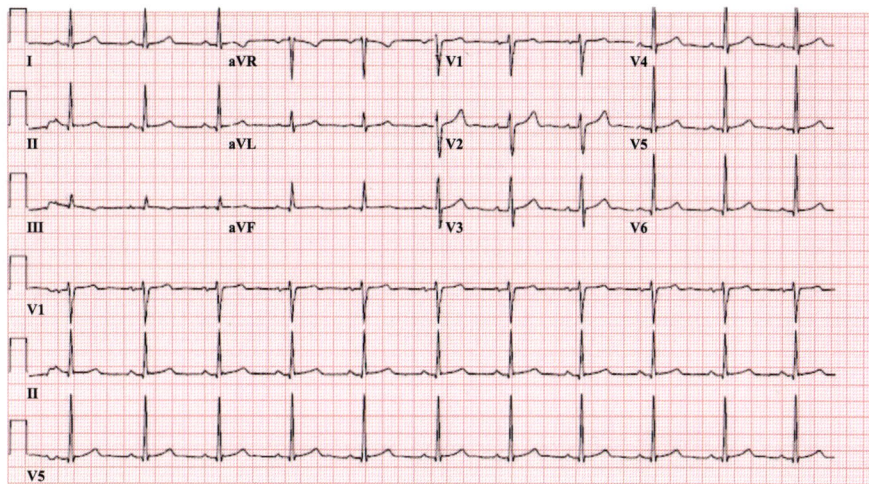

25mm/s   10mm/mV   100Hz   9.0.10   12SL 243   CID: 0   EID:230 EDT: 18:06 03-MAR-2023 ORDER: 537244543 ACCOUNT: 29220964649

病例 2

○ 患者既往诊断为房颤并多次消融，但心悸症状仍然存在，且活动后加重。

○ 动态心电图提示：频发早搏（上图）。

○ 心率加快时，早搏增多（中图）；心率进一步加快，P波全部位于QRS后方（下图）。

病例 2

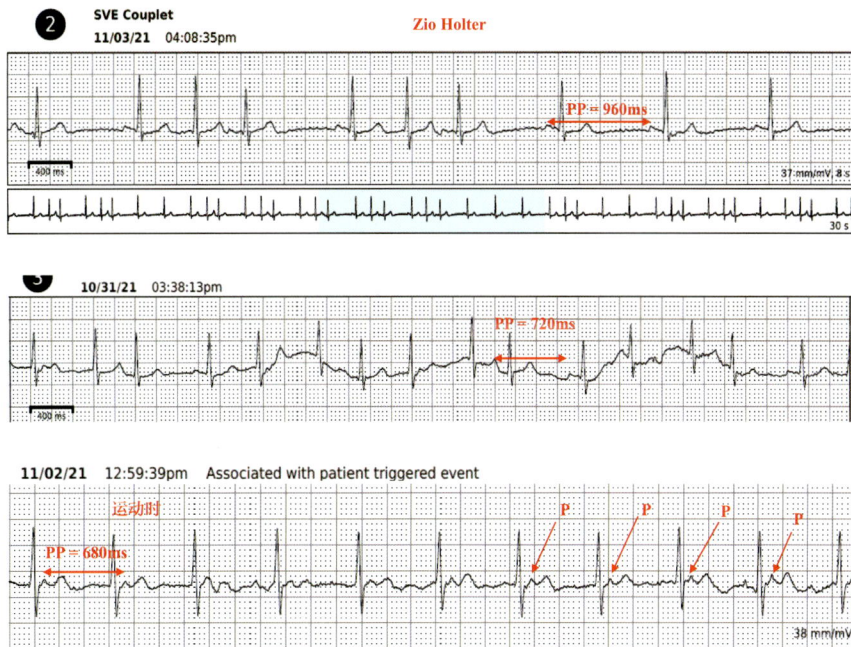

病史

- 46岁，女性，诊断房颤4年。

- 既往肺静脉隔离2次+三尖瓣狭部消融+左房顶部线。

- 仍有心悸症状，**活动后加重。**

- 目前使用普罗帕酮 150mg tid+地尔硫䓬 30mg tid。

tid：一日 3 次。

病例 2

- 在窦性心律下 AH 间期为 85ms，HV 间期为 75ms（左图和右图）。
- 心室起搏无室房逆传。

房室结的电生理特征及相关心律失常疾病

病例 2

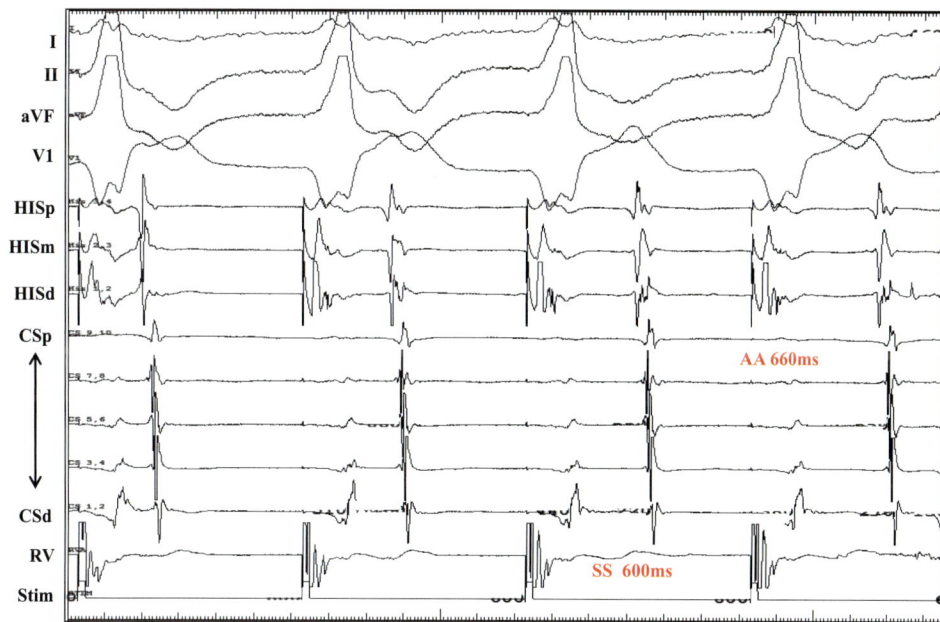

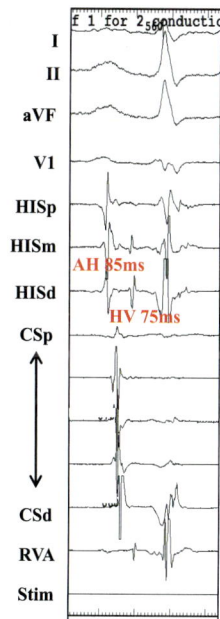

aVF, 心电图导联之一; HISp, His束近端; HISm, His束中段; HISd, His束远端; CSp, 冠状窦近端; CSd, 冠状窦远端; RV, 右心室; RVA, 右心室心尖; Stim, 刺激通道。

病例 2

- 在未镇静状态下，患者间歇自发心动过速（上图）。
- 第 1 跳，窦性心律经快径前传至心室，同时经慢径前传至心室（第 2 跳）（下图左图）。
- 慢径传导时间长，A2-H2 间期长（580ms）。
- 第 2 跳，窦性心律不能经快径前传，仅能经慢径前传，形成第 3 跳心室波，AH 间期短（480ms）。
- 患者运动时表现为连续慢径前传（下图右图），心房激动顺序保持不变（窦性心律），患者症状明显。

病例总结

- 不同于病例 1，该患者在运动时症状加重，电生理特征表现为：心室刺激房室结无逆传，运动时有稳定 1：1 的慢径前传。
- 该患者消融策略与病例 1 的类似：需彻底消除房室结慢径前传。

房室结的电生理特征及相关心律失常疾病

病例 2

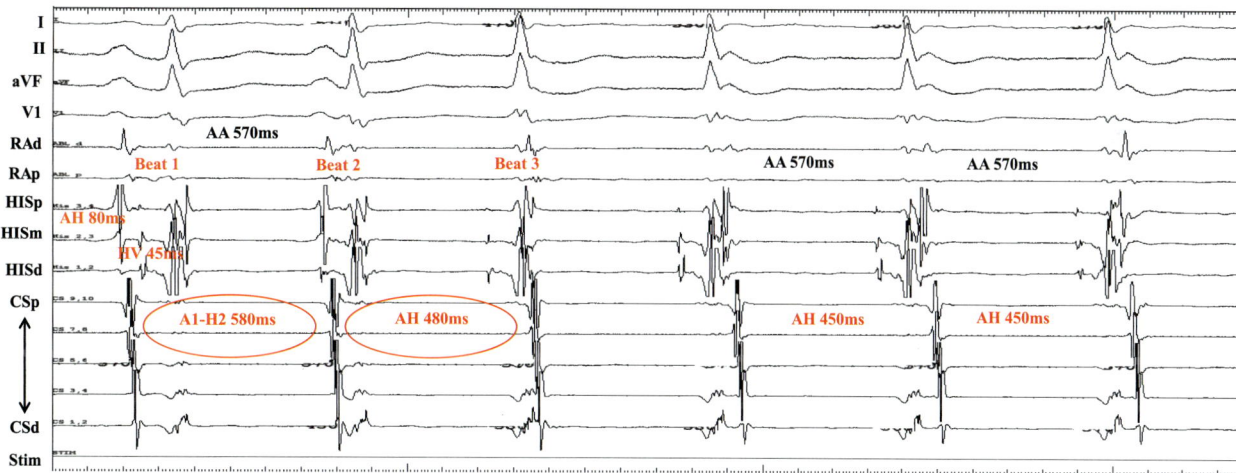

快径与慢径
（前传"一拖二"）

Beat 1（快径）及 Beat 2（慢径）
慢径前传（A1-H2）长

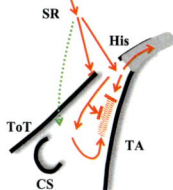

仅慢径前传

Beat 3（慢径）
慢径前传（AH）短

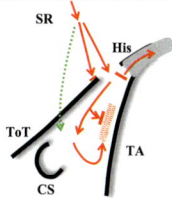

aVF，心电图导联之一；RVp，右心房近端；RVd，右心房远端；HISp，His 束近端；HISm，His 束中段；HISd，His 束远端；CSp，冠状窦近端；CSd，冠状窦远端；Stim，刺激通道；CS，冠状窦；His，His 束；SR，窦性心律；TA，三尖瓣环；ToT，Todaro 腱。

病例 3

- 左图：窦性心律下，HV 间期为 50ms，冠状窦 A 波明显落后，CS 远端较早，原因为 CS 放置位置较深。
- 中图：心动过速发作，心电图为右束支阻滞形态，RR 间期为 286ms，房室 1∶1，HV 间期为 50ms，HA 间期长，A 波激动顺序表现为 His 束与 CS 近端齐平，由于 CS 导管放置较深，可考虑右后间隔 A 波提前。此外，需考虑房速、快－慢型 AVNRT 或慢旁路介导心动过速。
- 右图：心动过速发作，RR 间期为 225ms，室房分离，HV 间期仍为 50ms。
- 可排除典型房室旁路介导的心动过速及房速。

病例 3

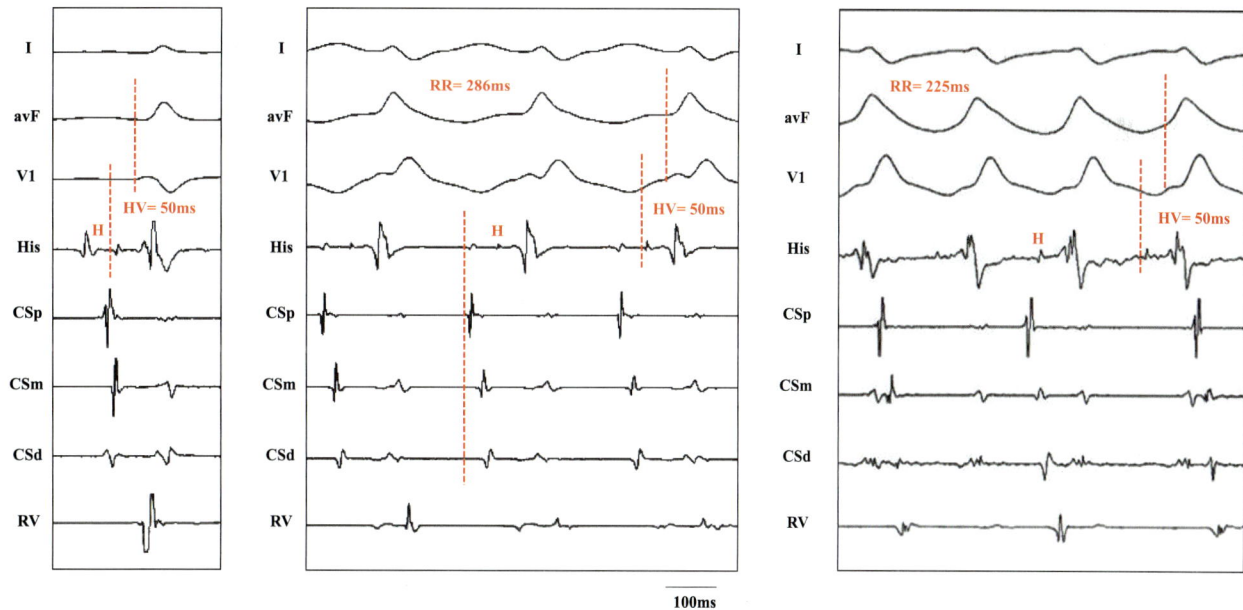

aVF，心电图导联之一；His，His 束；CSp，冠状窦近端；CSm，冠状窦中段；CSd，冠状窦远端；RV，右心室。

病例 3

- 左图：His束不应期RS2刺激，提前A波并重整心动过速。
- 右图：在房颤情况下，His束不应期RS2刺激，终止心动过速。
- 考虑存在结室旁路。
- 该患者在慢径区消融后心动过速，且不再诱发。

结室纤维介导心动过速的VA分离

- 结室纤维心房侧连接慢径区，因此心房并非折返环必要组成部分。
- 室房分离是诊断结室旁路的必要条件，假如该患者在电生理检查过程中未见心动过速时室房分离（包括房颤）的现象，则只能诊断为后间隔隐匿性慢旁路。

病例 3

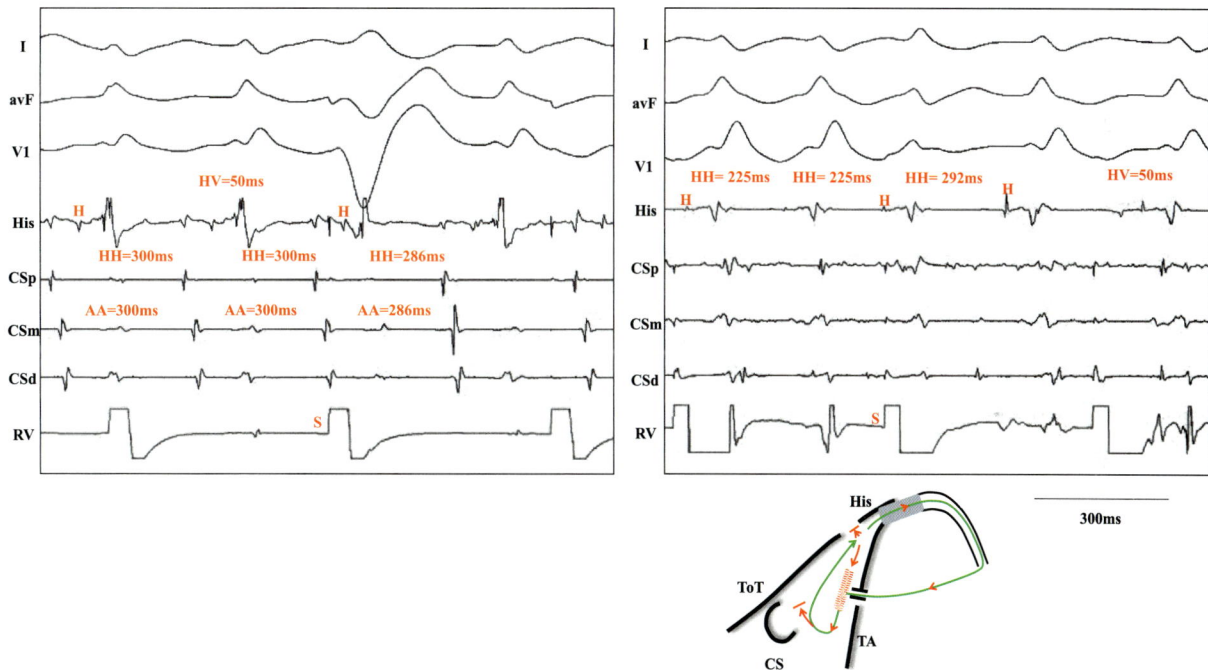

aVF，心电图导联之一；His，His 束；CSp，冠状窦近端；CSm，冠状窦中段；CSd，冠状窦远端；RV，右心室；CS，冠状窦；TA，三尖瓣环；ToT，Todaro 腱。

病例 4

- 左图：窦性心律时，患者AH间期为 67ms，HV 间期为 40ms。
- 右图：心房S1S2 刺激，S1 刺激时，HV 间期为 40ms，QRS 波宽度为 70ms；S2 刺激则诱发心动过速，AH间期明显延长（由慢径前传），心动过速周长为 340ms，HV 间期缩短为 0ms，QRS 宽度为 90ms，形态稍有变化，V1 导联S 波更深。
- 该现象可见于房束旁路或结束旁路。根据体表心电图，可判断其连接位于右束支中段。

● 病例4

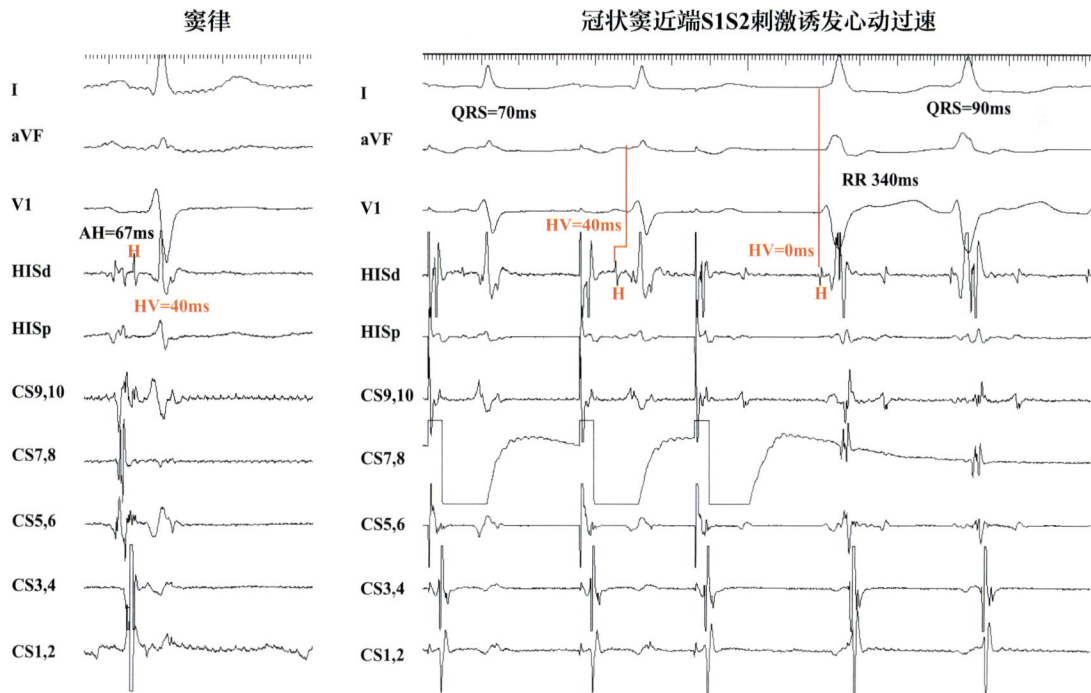

窦律

冠状窦近端S1S2刺激诱发心动过速

I
aVF
V1
AH=67ms
H
HISd
HV=40ms
HISp
CS9,10
CS7,8
CS5,6
CS3,4
CS1,2

I
QRS=70ms
aVF
V1
QRS=90ms
HV=40ms
RR 340ms
HISd
H
HV=0ms
H
HISp
CS9,10
CS7,8
CS5,6
CS3,4
CS1,2

aVF，心电图导联之一；HISd，His束远端；HISp，His束近端；CS，冠状窦。

病例 4

○ 患者可见两种His束提前的异位心律。

○ 左图：异位心律较慢时，HV间期为0ms，HV间期及QRS波形态与心动过速时的一致，HA间期为60ms。

○ 中图：在异丙肾上腺素作用下，异位心律加快，HV间期为40ms，HV间期及QRS波形态与窦性心律下的一致，HA间期为60ms（与心动过速下HA间期一致），因此可排除逆传旁路。

○ 两种异位心律的变化排除房束纤维，可考虑为结束纤维参与的心动过速。

○ 当异位心律起源于房室结上段（右上图，红点），经房室结快径前传，HV与窦性心律下的一致；当异位心律起源于房室结下段接近结束纤维连接点（右下图，蓝点），经由结束纤维下传HV为0ms，与心动过速情况下的一致。

病例 4

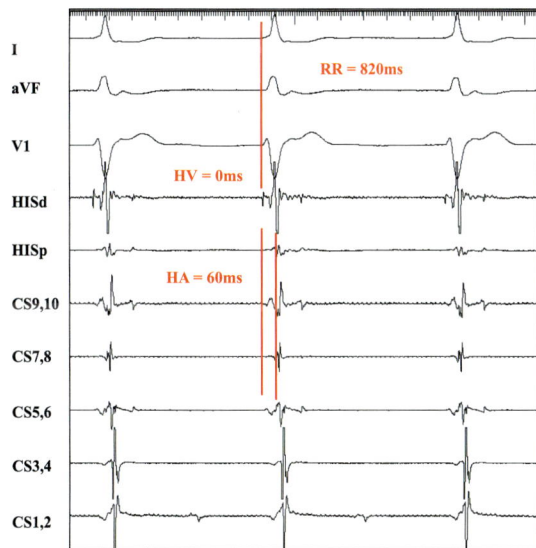

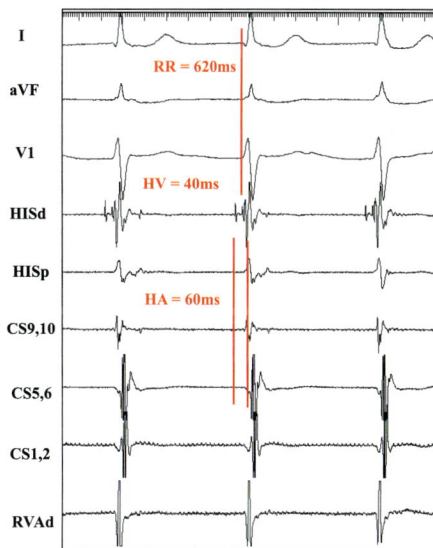

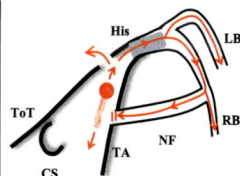

异位心律起源于房室结上段

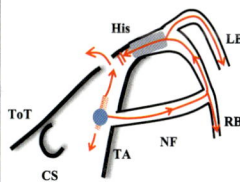

异位心律起源于房室结下段

aVF, 心电图导联之一; HISp, His 束近端; HISm, His 束中段; HISd, His 束远端; RVAd, 右心室心尖远端; CS, 冠状窦; His, His 束; LB, 左束支; NF, 结束纤维; RB, 右束支; RVA, 右心室心尖。

病例 4

○ 该患者在心动过速情况下，V1 导联 S 波较窦性心律下的更深，由此提示 NF 纤维心室插入端位于右束支中部。

○ NF 右束支插入点应当位于：
[40ms（窦性心律下 HV 间期）+ 0ms（心动过速下 HV 间期）] /2= 20ms（窦性心律下及心动过速下 RB-V 间期）。

○ 消融成功可在慢径区（上图，蓝点）或心室插入端 RB-V 间期 20ms 处（上图，黄点），如在黄点处消融不能获得成功，且 HV 间期在慢径前传下为 40ms，则考虑 AVNRT 伴旁观 NF 纤维（下图右 2 图）。

病例 4

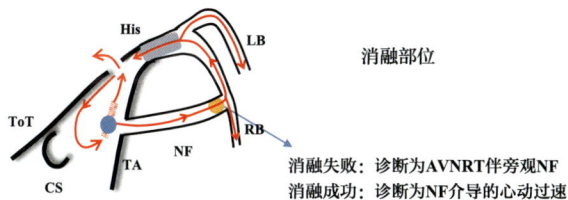

消融部位

消融失败：诊断为AVNRT伴旁观NF
消融成功：诊断为NF介导的心动过速

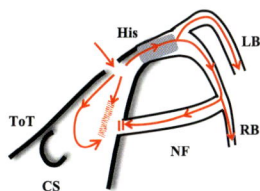
快径——窦律
窦性心律下正常HV

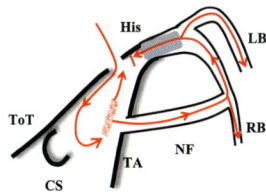
慢径——心房起搏
心房起搏下短HV

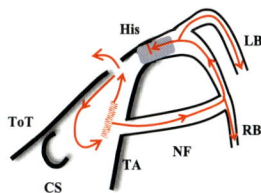
AVNRT——旁观
心动过速下短HV

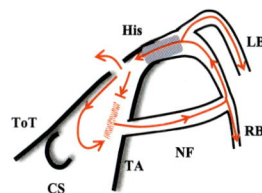
房室结——NF折返
心动过速下短HV

CS，冠状窦；His，His束；TA，心动过速；NF，结束纤维；RB，右束支；LB，左束支。

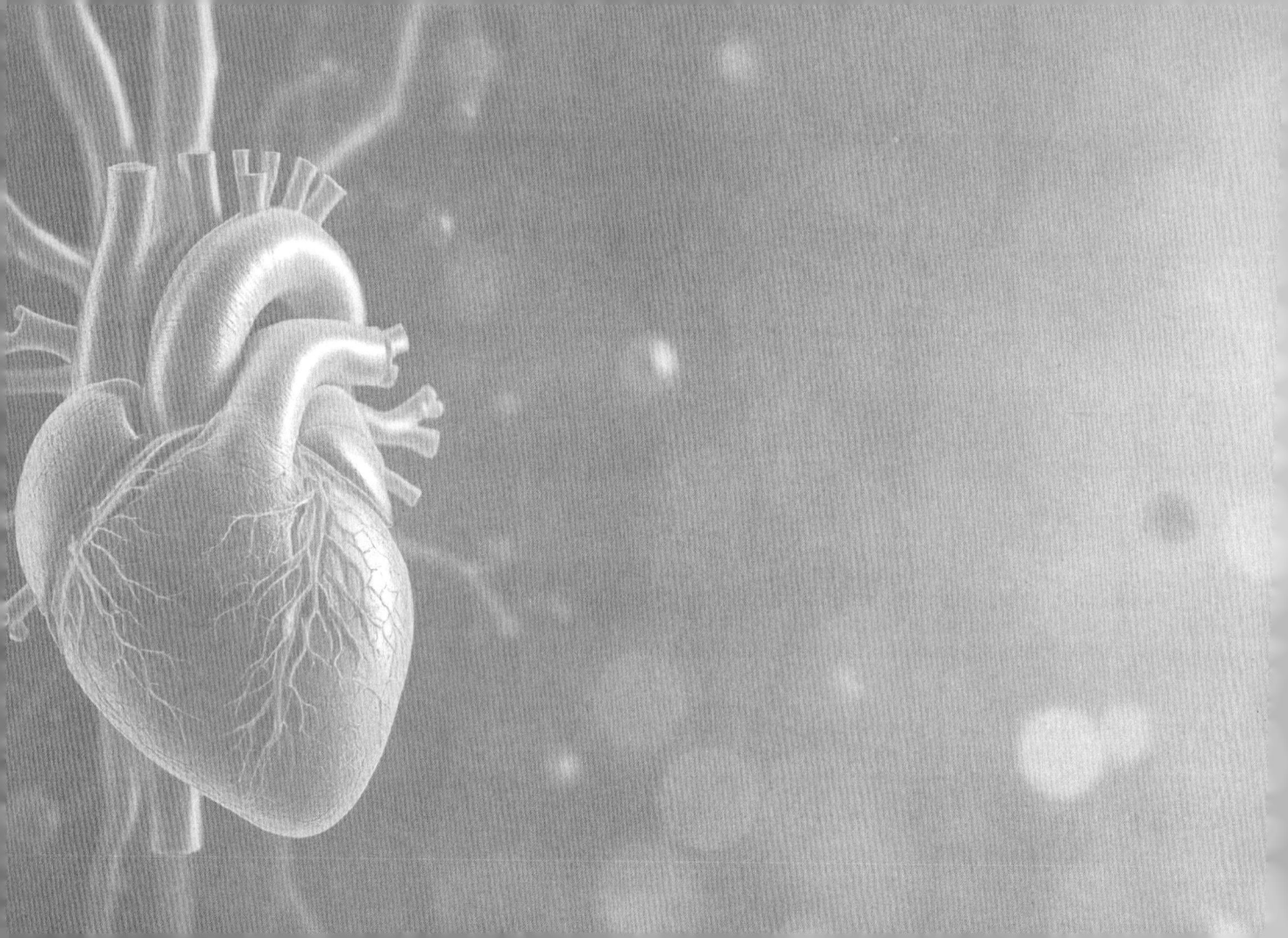

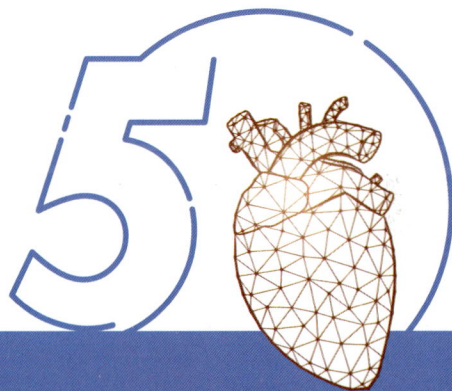

房室结慢径消融的相关问题

慢径的解剖部位

- 慢径改良为AVNRT最常用的消融方式。
- 慢径的消融位置位于右后间隔，冠状窦口的前方（左图，红点）。
- 中图为二维影像下右前斜及左前斜"慢径"的消融位置（红点）。
- 该处薄层心房肌覆盖于心室肌，因此记录到小而延迟的A波及大V波（右图，红箭头Asp），但在多数情况下也可表现为局部A波双电位（右图，红箭头A）。
- 少数患者在常规慢径区域消融无法获得成功的，需要至CS口部消融，记录到大A波。

慢径的解剖部位

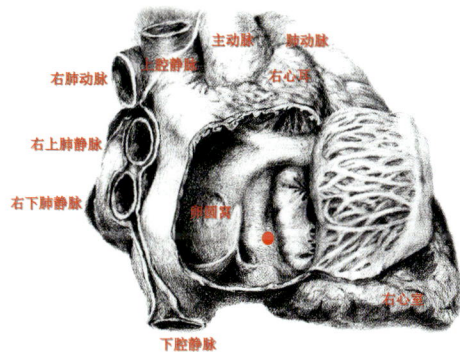

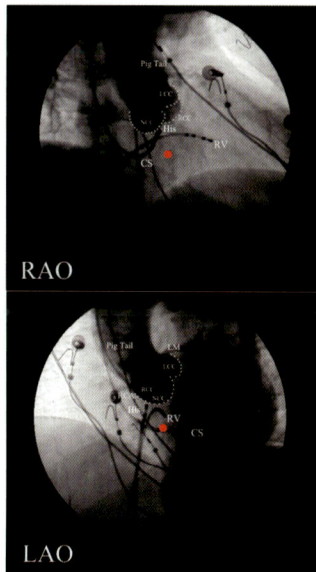

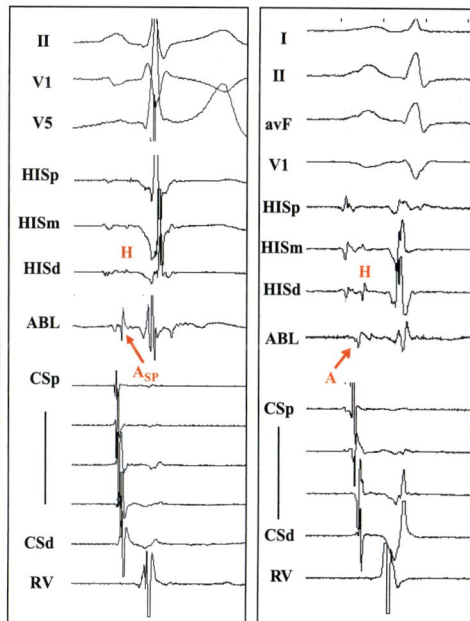

aVF，心电图导联之一；HISp，His 束近端；HISm，His 束中段；HISd，His 束远端；ABL，消融导管；CSp，冠状窦近端；CSm，冠状窦中段；CSd，冠状窦远端；RV，右心室；ABL，消融导管；CS，冠状窦；His，His 束；HRA，高位右房；LAO，左前斜；LCC，左冠窦；LM，左主干；NCC，无冠窦；Pig Tail，猪尾导管；RAO，右前斜；RCA，右冠状动脉；RCC，右冠窦；RV，右心室。

解剖变异对于慢径消融的影响

○ 在正常情况下经由下腔静脉途径可以顺利且稳定地贴靠慢径区域（右上图）。

○ 欧氏嵴及欧氏瓣隆起：该部位的隆起（左图）可影响导管由下腔静脉途径贴靠慢径区域，同时很难记录到尖锐及清晰的慢径电位，通过长鞘甚至可调弯鞘跨过欧氏瓣支撑导管，有助于该区域的消融（右下图）。

○ CS口部过宽：CS口部为漏斗样，从下腔至三尖瓣无组织支持，慢径区域贴靠不稳定，长鞘可能有助于该部位稳定贴靠（右下图）。

解剖变异对于慢径消融的影响

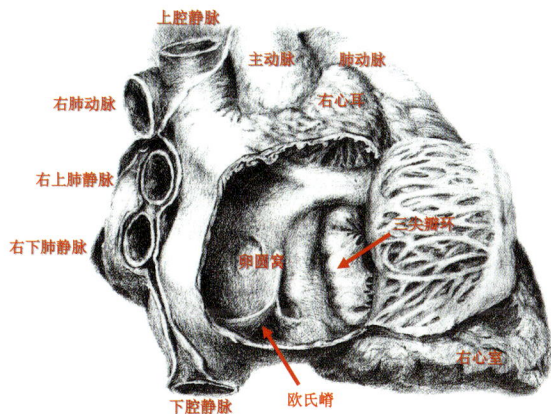

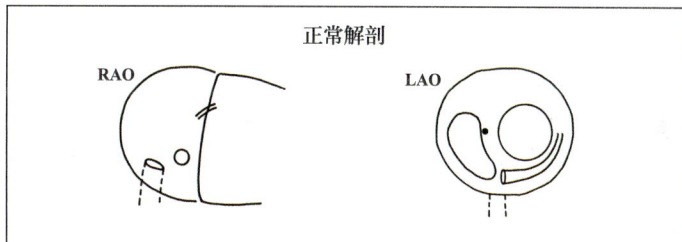

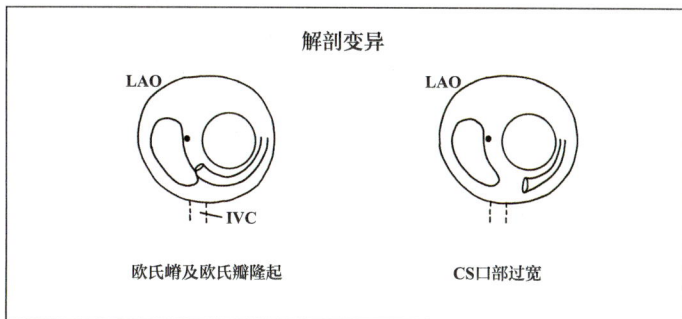

正常解剖

RAO

LAO

解剖变异

LAO

LAO

欧氏嵴及欧氏瓣隆起

CS口部过宽

CS，冠状窦；IVC，下腔静脉；LAO，左前斜；RAO，右前斜。

交界性心律的意义及临床应用

o 成功的慢径消融大多数患者会出现交界律。

o 有效和无效消融点的交界律周长有明显差异（464ms±167ms vs. 263ms±250ms），快交界律出现增加房室结损伤风险。

o 心房起搏，观察房室结快径前传可能有助于保证安全性，但快频率心房起搏可能掩盖交界律及其逆传，导致发现房室结损伤的时间延迟。

慢径消融的有效性及安全性

o 该患者消融中导管突然移动至CS口，可见A波增大，1.9s后停止消融，出现3s一过性完全性房室传导阻滞，对该病例及时停止消融，可避免永久性房室节损伤。

o 消融过程中需设定合适的走纸速度（100mm/s），仔细观察QRS波形态、AV间期、VA间期以及心房电位。

慢径消融的有效性及安全性——交界性心律

有效和无效消融点的交界性心律周长有明显差异：

464ms±167ms vs. **263ms**±250ms

部分学者主张在心房起搏下行"慢径"消融观测前传快径阻滞。

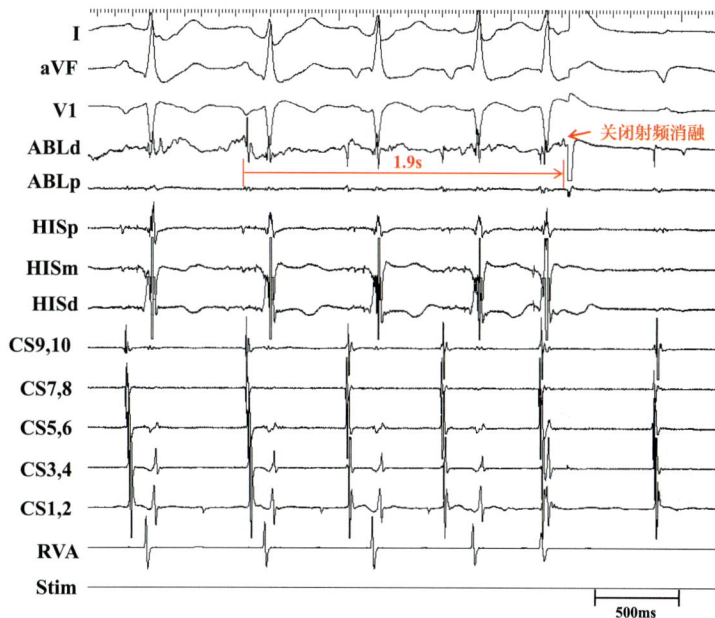

aVF，心电图导联之一；HISp，His束近端；HISm，His束中段；HISd，His束远端；CS，冠状窦；ABLd，消融导管远端；ABLp，消融导管近端；CS，冠状窦；RVA，右室心尖；Stim，刺激通道。

参考文献：Nikoo MH, Emkanjoo Z, Jorat MV, et al. Can successful radiofrequency adlation of atrioventricular nodal reentrant tachycardia be predicted by pattern of junctional ectopy? [J] J Electrocardiol, 2008, 41(1): 39-43.

慢径消融的危险区域

○ 该患者诊断为慢 - 快型 AVNRT。

○ 消融过程中出现房室传导阻滞，总共消融时间为 4.7s。

○ 消融后第二跳及第三跳（上图，红箭头）可见 AV 间期缩短。

○ 在随后两跳快交界律后（上图，蓝箭头），出现房室结逆传阻滞，停止消融则出现永久性 III 度房室传导阻滞。

○ 如在出现快交界律后能够迅速停止消融，可能会避免永久性房室传导阻滞。

○ 出现房室传导阻滞的消融部位位于冠状窦近端顶部（下图，绿球），该部位可记录到大 A 波。

○ 应尽量避免在该区域消融。

慢径消融的危险区域

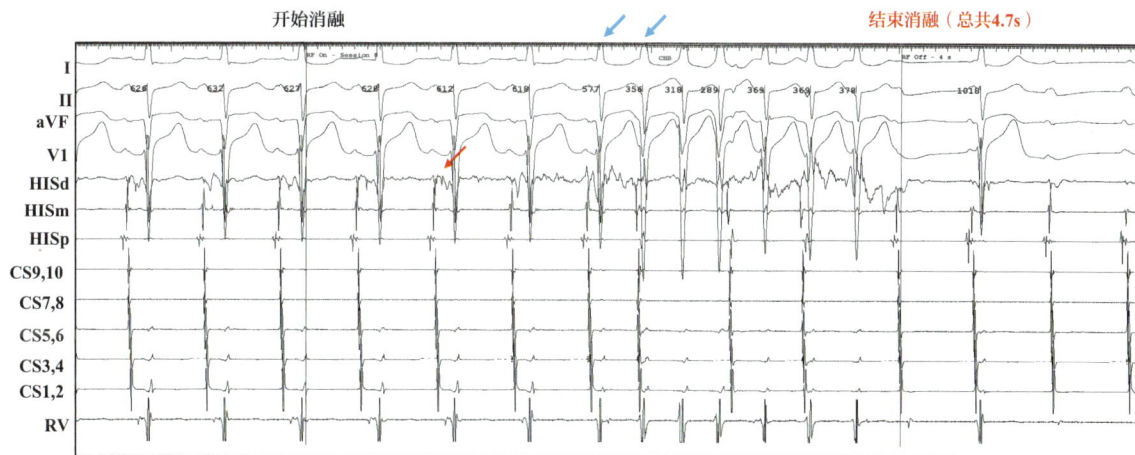

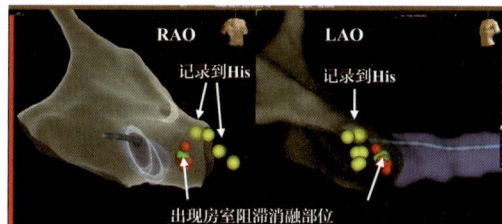

开始消融　　　　　　　　　结束消融（总共4.7s）

aVF，心电图导联之一；HISp，His束近端；HISm，His束中段；HISd，His束远端；CS，冠状窦；RV，右心室；His，His束；LAO，左前斜；RAO，右前斜。

慢径消融的有效性及安全性——能量选择

- 该患者在消融过程中选择的能量为 50W，60℃。
- 消融过程中未见交界律，在一跳房早后出现完全性房室传导阻滞（左图），该房早出现时间与术中阻抗上升伴有 steam pop（蒸汽爆裂）相对应（右图，红色箭头）。

总结

- "慢径"区域通常心房肌较薄，无须高能量消融，30W 为较合适的能量选择。
- 该区域通常血流丰富且接触压力较低，因此该能量下消融电极温度不应超过 50℃，因此无须冷盐水灌注消融。
- 该患者发生完全房室传导阻滞的原因在于不适当的消融能量设置、消融部位 A 波过大，以及消融前患者基础房室结快径前传功能减弱（PR 间期延长）。

房室结消融的有效性及安全性——能量选择

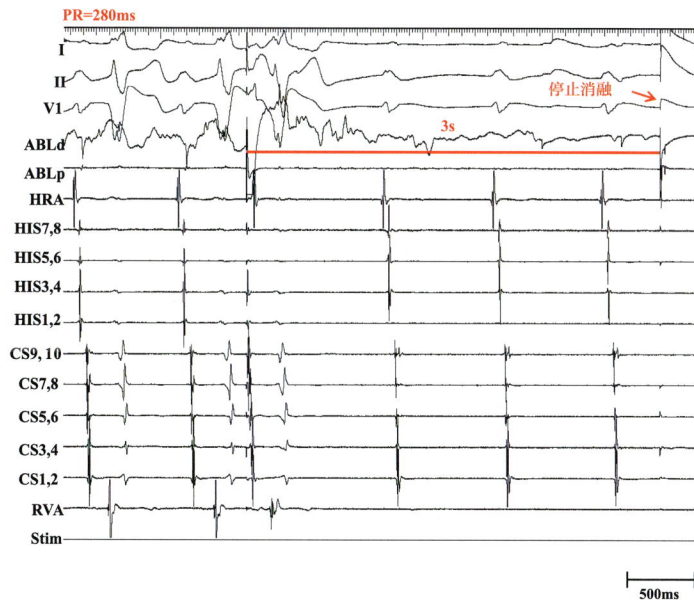

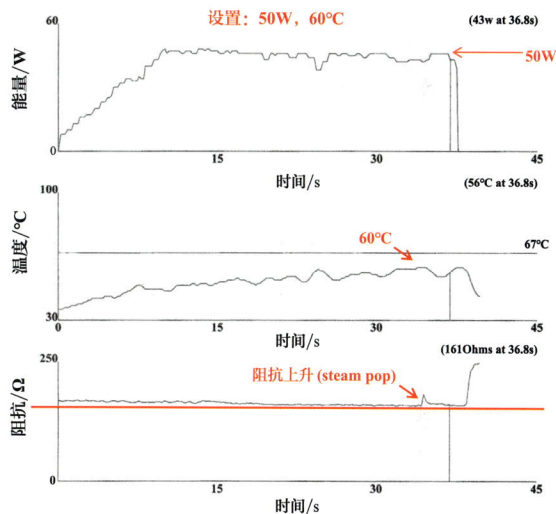

ABLd，消融导管远端；ABLp，消融导管近端；HRA，高位右房；HIS，His束；CS，冠状窦；RVA，右心室心尖；Stim，刺激通道。

房室结慢径消融终点

- 该患者消融前后心房S1S2均可见慢径前传及回波（左上图及左下图），未诱发心动过速。
- 消融前心房S1S1 390ms刺激可见稳定的慢径前传，停止刺激诱发心动过速（右上图）。
- 消融后心房S1S1 430ms刺激房室结慢径无稳定1∶1前传（右下图）。

房室结慢径消融终点

- 房室结慢径消融的终点包括：①完全慢径消除；②慢径前传无回波或仅有单个回波；③S1S1刺激无持续稳定的慢径前传；④无心动过速诱发。
- 如采用完全慢径消除作为终点，可能增加成功率，但房室传导阻滞的风险增加。
- 目前普遍认为慢径前传仅有单个回波能够被接受为消融终点。
- 消融前S1S1刺激持续慢径前传为有效诱发方式（右上图），术后S1S1刺激无持续稳定的慢径前传可作为消融终点。

房室结"慢径"消融的终点

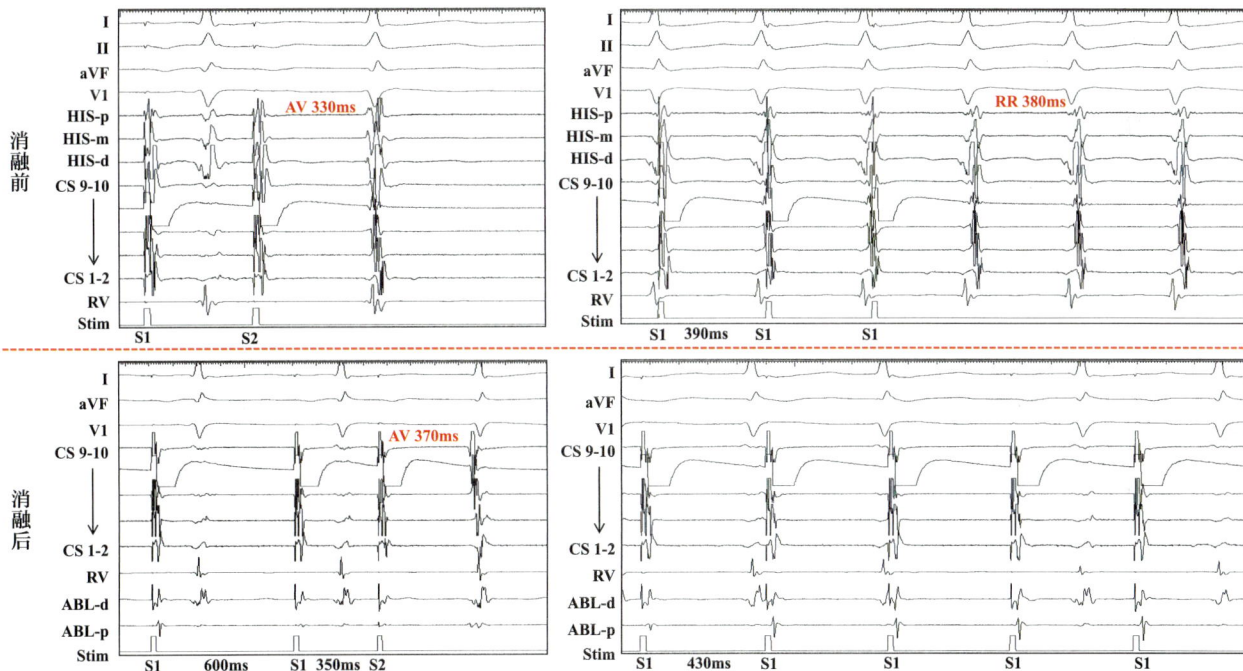

aVF，心电图导联之一；HISp，His束近端；HISm，His束中段；HISd，His束远端；CS，冠状窦；RV，右心室；Stim，刺激通道；ABLd，消融导管远端；ABLp，消融导管近端。

折返环的变异对消融的影响

○ 少部分AVNRT患者在常规慢径区域消融无法获得成功，需要尝试左后间隔消融。

○ 在窦性心律下，该患者于左后间隔可记录到碎裂A波（左图）。

○ 在该区域消融，可见交界性心律（右图）。

○ 尽管该患者在左侧消融成功，但仍为典型慢—快型AVNRT，心动过速时右侧前间隔A波最早。

○ 其机制是否是"左侧后延伸（leftward inferior extension）"参与心动过速？

困难消融——折返环的变异对消融的影响

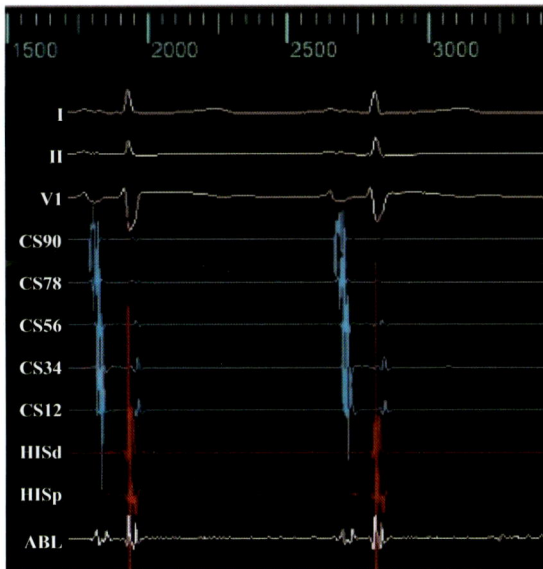

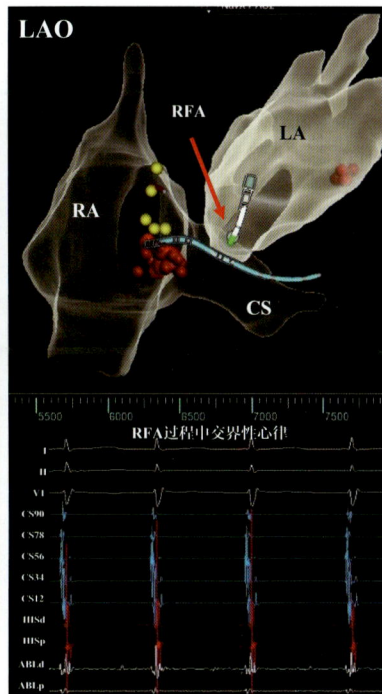

HISd，His 束远端；HISp，His 束近端；ABL，消融导管，CS，冠状窦；LA，左心房；LAO，左前斜；RA，右心房；RFA，射频消融。

左侧慢径成功消融的机制

○ 左右心房间连接主要包括四个部位：Bachmann束、前间隔、冠状窦和后间隔。

○ 在前中间隔，左侧为主动脉根部及纤维组织，此区域左右心房间无连接（左图，切面1）。

○ 后间隔区域（左图，切面2）及CS口部（左图，切面3），右房心肌延伸至左后间隔及CS肌袖。

○ 如房室结经快径（前间隔出口）逆传激动右心房，则需经无冠窦后方的心房肌传至左房（中上图）再由上至下激动左后间隔及CS，同时在Koch三角内由上至下激动CS（"左侧后延伸"）及右后间隔（"右侧后延伸"），再传至左后间隔（中下图）。

○ 房室结快径逆传时，His束以下的左、右房间隔激动模式与窦性心律下的相似（右图），因此CS心房电位激动顺序及形态与窦性心律下的相近。

○ 当快径逆传阻滞时，只能在Koch三角内由上至下激动CS或右后间隔再传至左后间隔；经由不同路径逆传时，VA间期和A波的顺序可有不同的表现（不同类型"慢径"逆传）。

左侧"慢径"成功消融的机制

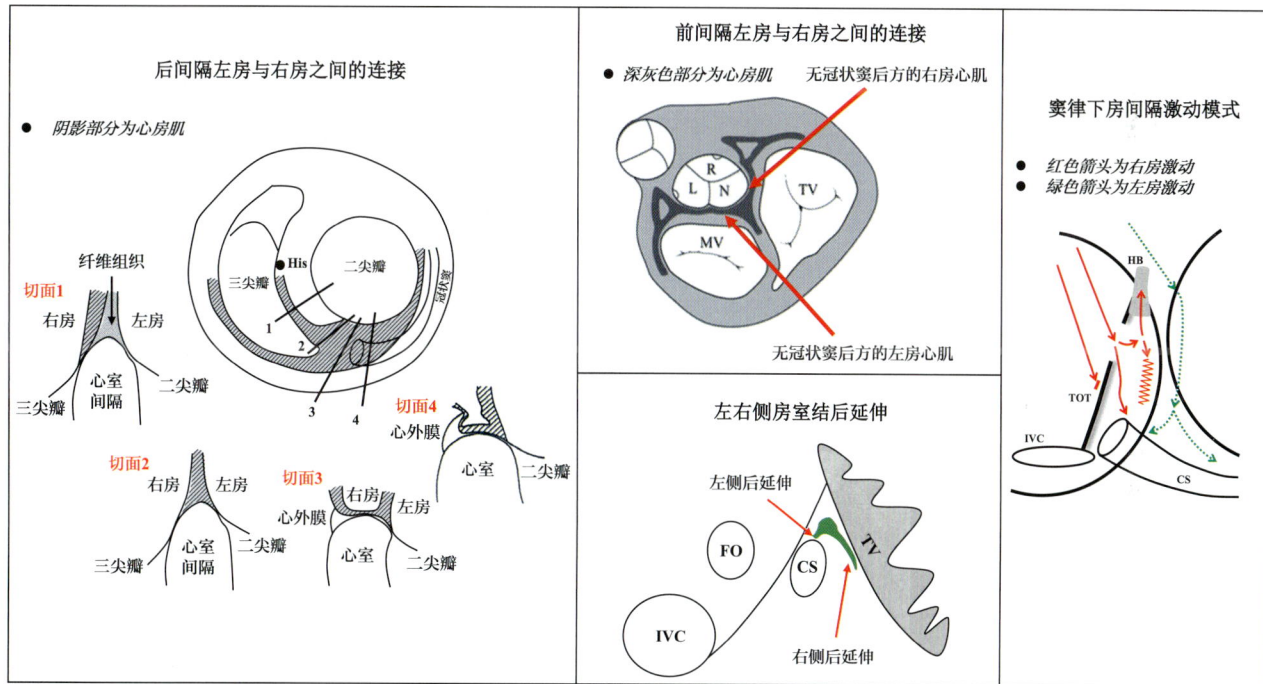

后间隔左房与右房之间的连接

● 阴影部分为心房肌

纤维组织
切面1
右房   左房
三尖瓣   His   二尖瓣
冠状窦
1
2
心室间隔   二尖瓣
三尖瓣
3   4
切面4
心外膜
心室   二尖瓣

切面2
右房   左房
心室间隔   二尖瓣
三尖瓣

切面3
右房   左房
心外膜
心室   二尖瓣

前间隔左房与右房之间的连接

● 深灰色部分为心房肌   无冠状窦后方的右房心肌

R
L   N
TV
MV

无冠状窦后方的左房心肌

左右侧房室结后延伸

左侧后延伸
FO
CS
TV
IVC
右侧后延伸

窦律下房间隔激动模式

● 红色箭头为右房激动
● 绿色箭头为左房激动

HB
TOT
IVC
CS

CS，冠状窦；FO，卵圆窝；His，His 束；IVC；下腔静脉；MV，二尖瓣；TOT，Todaro 腱；TV，三尖瓣；HB，His 束。

左房心肌与CS近端肌袖是否有连接?

- 该例患者为左侧游离壁旁路。
- 消融部位位于左侧旁路稍近端区域，消融过程中，CS顺序出现明显变化，由CS1—2领先变为CS9—10领先，但心动过速周长无明显变化，最终成功消融部位在原消融点远端（左图）。
- 仔细观察CS电位，消融前CS5—6所记录A波包含两个成分：第1个电位为近场（红色箭头），第2个电位为远场的心房电位（绿色箭头）。消融后左房电位时相无明显变化，但CS电位明显延迟，两者融合（右图）。
- 如CS肌袖与左房之间均存在连接，则消融后CS应当仍为远端更早（如CS3—4），但该患者变为CS9—10最早，提示CS近中段肌袖与左房间并无连接，而连接仅仅分布于CS口部和远端（转为心大静脉前）。
- 首次消融阻断CS远端肌袖与左房连接，虽然左房内膜激动顺序无明显变化，但仅能通过近端口部进入CS，导致CS9—10最早。
- 该现象证实CS近中段肌袖与左房分离。

左房心肌与CS近端肌袖是否有连接？

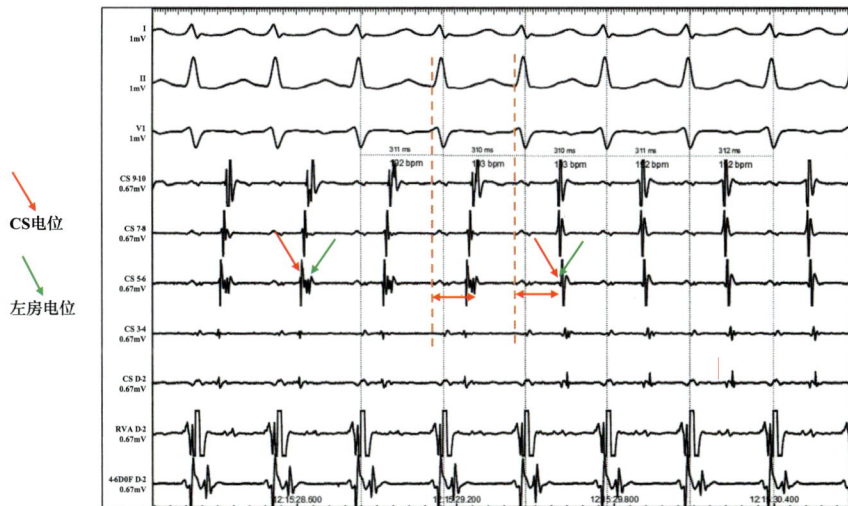

CS电位

左房电位

消融前

逆行旁路激动

三尖瓣

二尖瓣

His

CS

消融后

His

三尖瓣

二尖瓣

CS

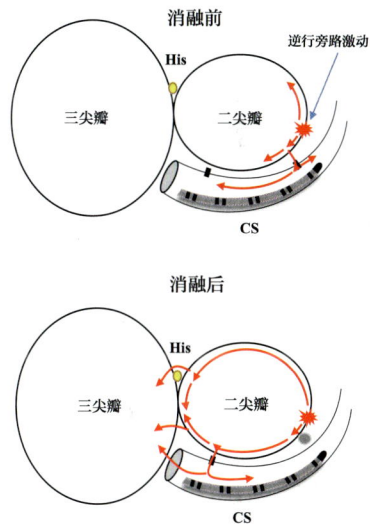

■ 左房心肌与CS肌袖连接点

★ 旁路

● 消融部位

CS，冠状窦；HIS，His束；RVA，右室心尖。

左侧慢径成功消融的机制

- AVNRT左侧消融成功的机制可能为：CS近中段肌袖与左房心肌无连接（左图，红圈），如AVNRT的折返环位于CS近中段肌袖内，则仍在Koch三角的保护区内，心动过速下心房出口仍可在前间隔（快径出口，较常见）或后间隔区域（慢径出口），与在Koch三角内折返环的出口并无区别。
- 如AVNRT折返环局限在CS近中段顶部肌袖内（右图，切面4），则左房内膜面及CS顶端的消融均可获得成功（两者之间距离较近，右图红点），该区域内消融出现交界律来自CS肌袖内的特殊心房肌（结性组织特性）。

左侧慢径成功消融的机制

CS-心大静脉解剖

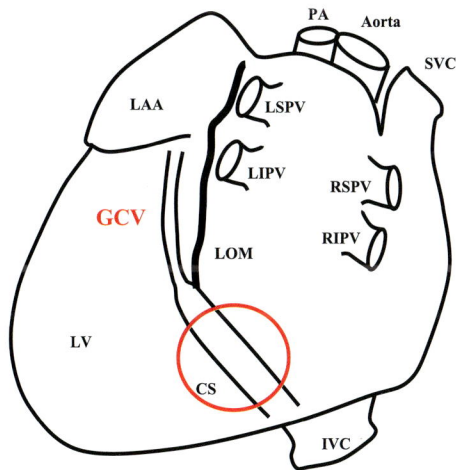

后间隔左房与右房之间的连接

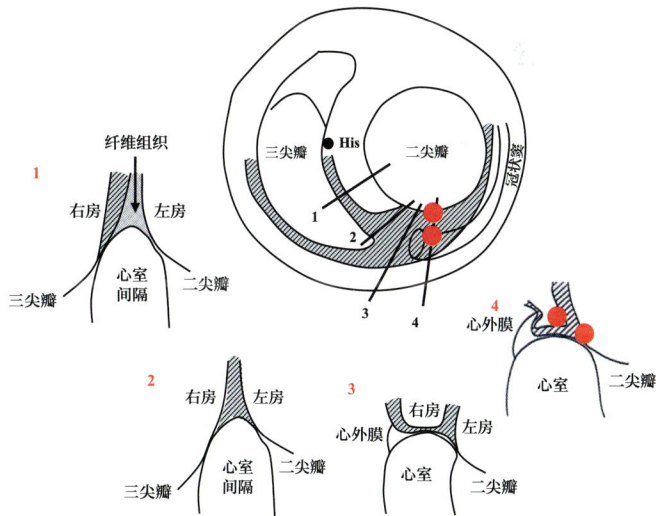

CS，冠状窦；GCV，心大静脉；His，His束；IVC，下腔静脉；LAA，左心耳；LOM，Marshall韧带；LIPV，左下肺静脉；LSPV，左上肺静脉；PA，肺动脉；RIPV，右下肺静脉；RSPV，右上肺静脉；SVC，上腔静脉。

慢径消融的有效性及安全性——长PR患者

- 患者消融前窦性心律下PR间期为280ms（右上图）。
- CS及三尖瓣环均距离下腔静脉极远（约为10cm），记录到的His电位与CS几乎在同一水平（左上图）。
- 心房S1S1刺激诱发心动过速，心动过速周长为500ms，HV间期为60ms（下图）。
- 部分老年患者由于主动脉迂曲下移，出现记录到的His电位区域明显下移。

房室结的电生理特征及相关心律失常疾病

慢径消融的有效性及安全性——长PR患者

病史

- 76岁 男性

- 事件记录器记录到室上性心动过速

- 心率：120~130次/min

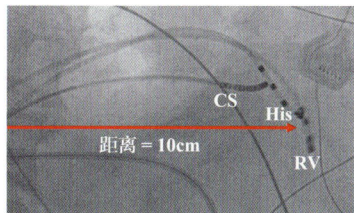

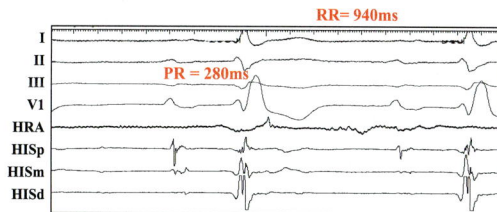

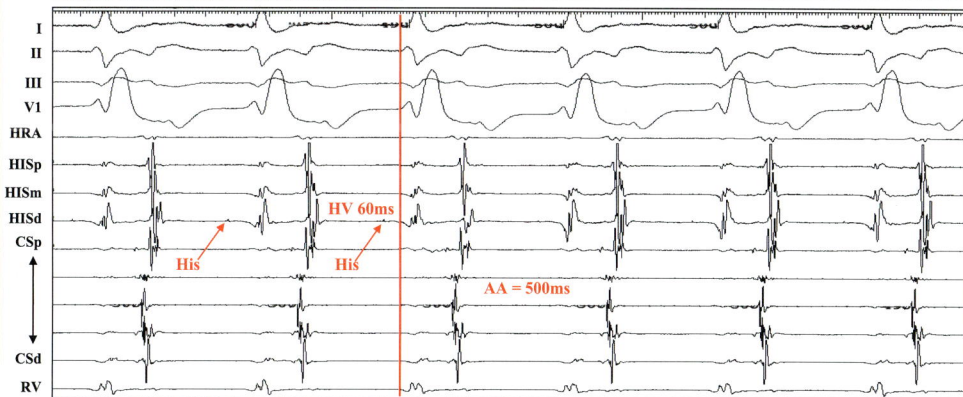

CS，冠状窦；His，His束；HRA，高位右房；RV，右心室；HISp，His束近端；HISm，His束中段；HISd，His束远端；CSp，冠状窦近端；CSd，冠状窦远端。

慢径消融的有效性及安全性——长PR患者

- 心动过速下行His不应期RS2刺激，最早A波处心室电位明显提前，但未能影响下一个A波，考虑旁路可能性小（上图）。
- 心动过速下A波顺序与心室起搏逆传A波顺序一致且心室起搏（700ms）VA间期（280ms）（下图）明显长于心动过速（480ms）下VA间期（150ms），因此可排除旁路及房速。
- 该病例可考虑诊断为慢－慢型AVNRT。

"慢径"消融的有效性及安全性——长PR患者

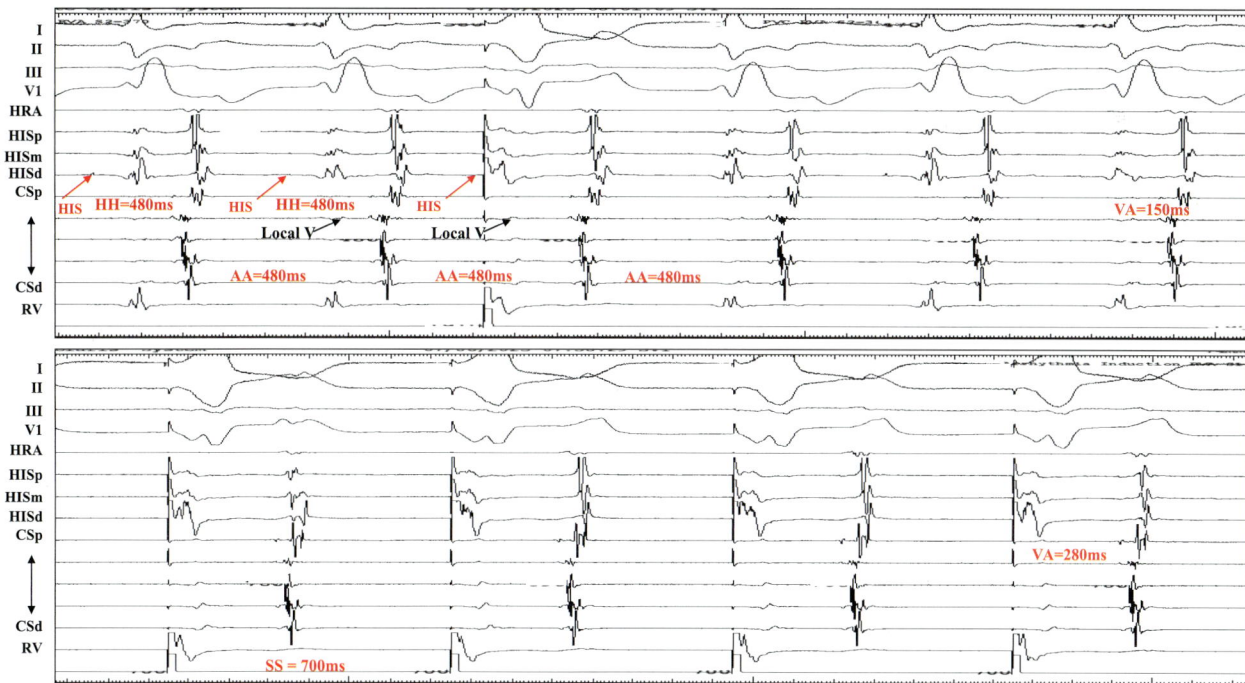

HRA，高位右房；HISp，His束近端；HISm，His束中段；HISd，His束远端；CSp，冠状窦近端；CSd，冠状窦远端；RV，右心室。

慢径消融的有效性及安全性——长PR患者

- 消融位点在CS水平，心动过速下可记录到较早A波（上图）。
- 于最早的A波处在窦性心律下30W消融8s，出现单个交界律时停止消融（下图）。

慢径消融的有效性及安全性——长PR患者

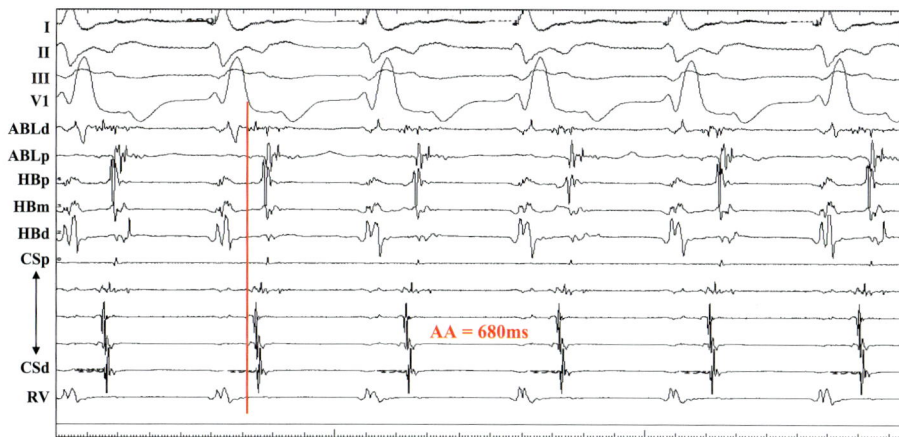

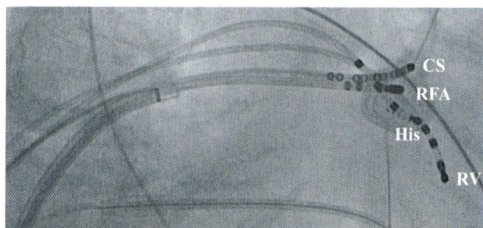

ABLd，消融导管远端；ABLp，消融导管近端；HISp，His束近端；HISm，His束中段；HISd，His束远端；CSp，冠状窦近端；CSd，冠状窦远端；RV，右心室；CS，冠状窦；RFA，射频消融；His，His束；RV，右心室。

"慢径"消融的有效性及安全性——长PR患者

- 消融后，窦性心律下 PR 间期延长至 400ms，房室结逆传慢径仍存在（上图）。
- 心动过速仍可诱发，周长由 500ms 延长至 680ms（下图）。
- 于原消融位置附近继续加强消融 6s。

"慢径"消融的有效性及安全性——长PR患者

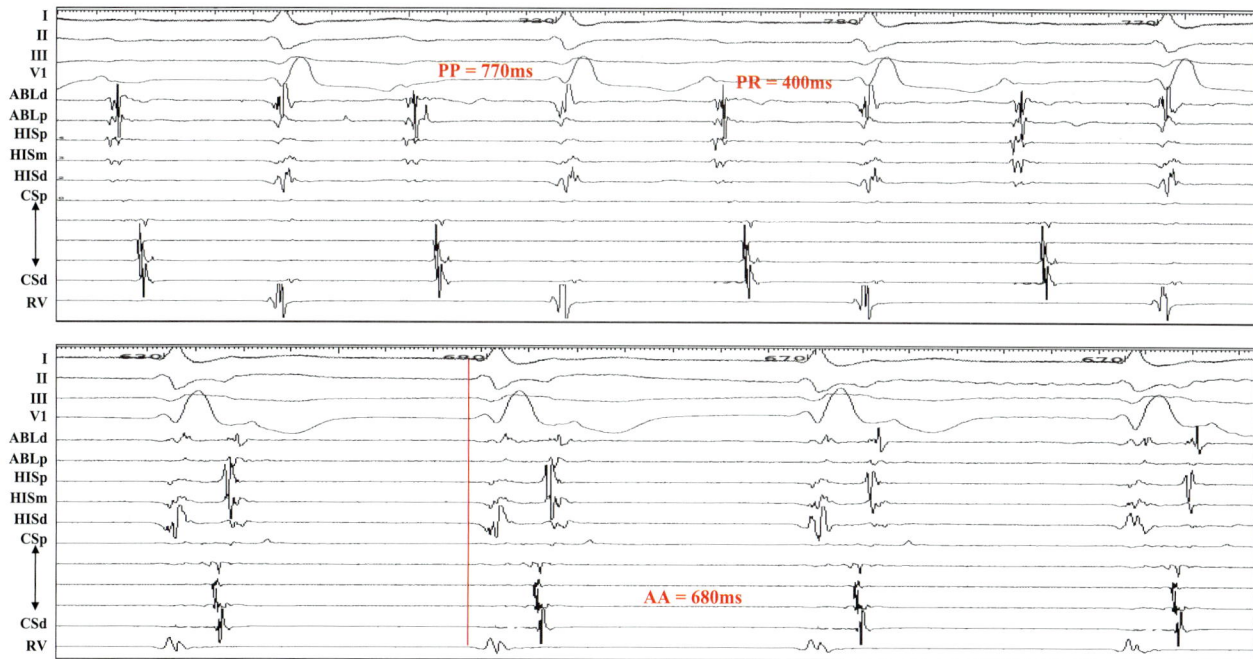

ABLd，消融导管远端；ABLp，消融导管近端；HISp，His束近端；HISm，His束中段；HISd，His束远端；CSp，冠状窦近端；CSd，冠状窦远端；RV，右心室。

慢径消融的有效性及安全性——长PR患者

○ 消融后出现房室结前传文氏传导，并有单个回波，心动过速不再诱发（上图）。

○ 为安全起见，患者术中植入无导线起搏器。

○ 1周后患者心电图仍为二度I型房室传导阻滞，偶有心室起搏（下图）。

○ 6个月随访心电图窦性心律下为一度房室传导阻滞，患者无心动过速复发。

"慢径"消融的有效性及安全性——长PR患者

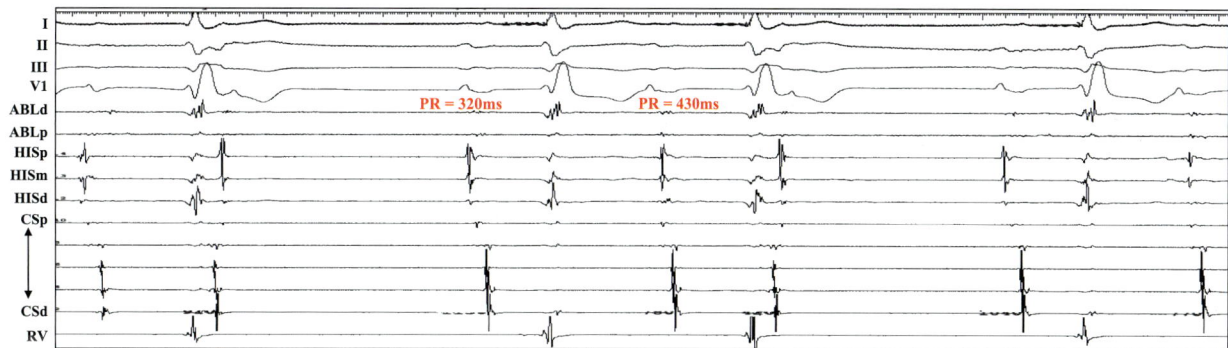

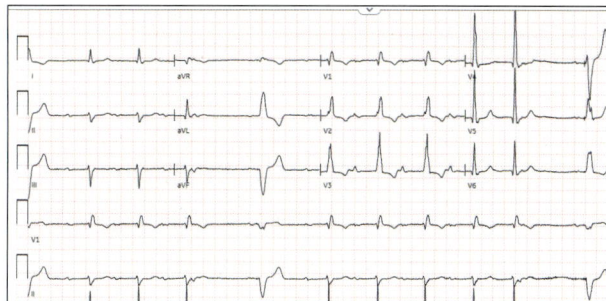

PR = 320ms PR = 430ms

ABLd，消融导管远端；ABLp，消融导管近端；HISp，His束近端；HISm，His束中段；HISd，His束远端；CSp，冠状窦近端；CSd，冠状窦远端；RV，右心室。

解剖变异对于消融的影响

○ 患者下腔静脉距离三尖瓣环较远，CS解剖位置显著靠后（左图）。

○ 在较广泛区域均能记录到His电位，且His仅稍高于CS。

○ 该患者在术中被诊断为慢-快型AVNRT。

○ 该患者在多个常规部位及左房、CS内消融后均可反复诱发心动过速，多数右后间隔消融处有交界反应，最终在CS前方消融成功（左图，红箭头）。

○ IVC至TV过远：主动脉的增宽（常见于老年患者）可导致IVC与TV之间距离延长和His束下移，一方面导致慢径区域定位困难，另一方面导致消融损伤His的风险增加。

折返环的变异对于消融的影响

○ 多数患者为常规折返环，因此在慢径区域消融即能获得成功（右上图）。

○ 部分患者折返环可偏高、偏低、偏室侧或者偏CS内（右下图）。

○ 解剖及折返环变异会增加慢径区消融难度，需要在特殊部位消融方能获得成功。

○ 由于该患者在术中进行了广泛消融，因此难以判断最终消融成功是缘于最后的消融位置还是线性消融。

困难消融——解剖及折返环变异对于消融的影响

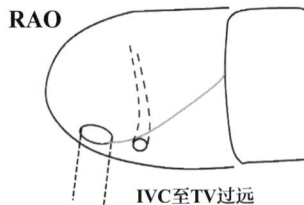

RAO

IVC至TV过远

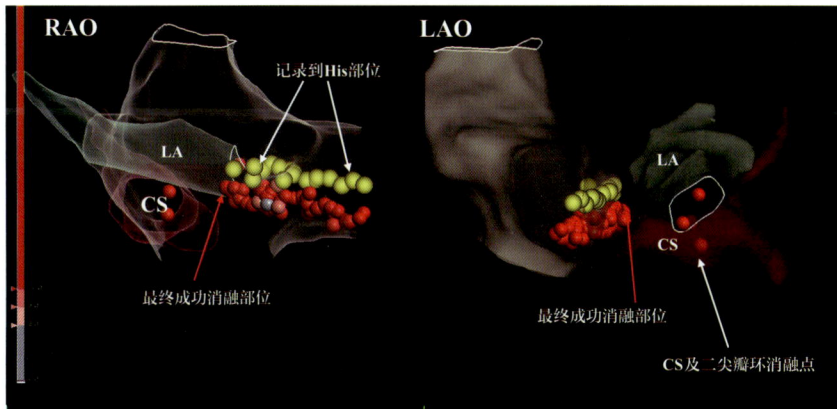

RAO

LAO

记录到His部位

LA

CS

LA

CS

最终成功消融部位

最终成功消融部位

CS及二尖瓣环消融点

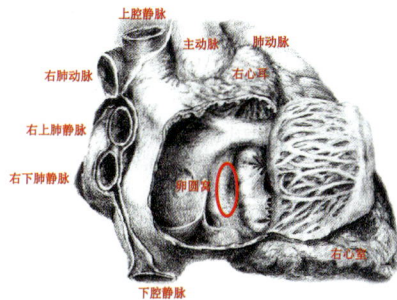

上腔静脉　主动脉　肺动脉
右肺动脉　右心耳
右上肺静脉
右下肺静脉
卵圆窝
右心室
下腔静脉

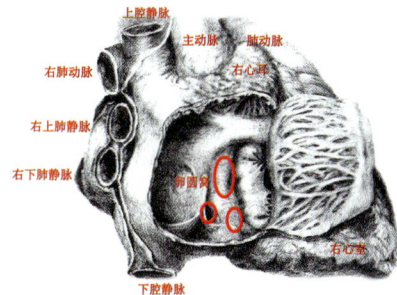

上腔静脉　主动脉　肺动脉
右肺动脉　右心耳
右上肺静脉
右下肺静脉
卵圆窝
右心室
下腔静脉

CS，冠状窦；LA，左心房；IVC，下腔静脉；LAO，左前斜；RAO，右前斜；TV，三尖瓣环。